我的私人医生——
轻轻松松来备孕

周训华 ◎ 编著

金版文化 ◎ 绘图

U0251447

上海科学技术出版社

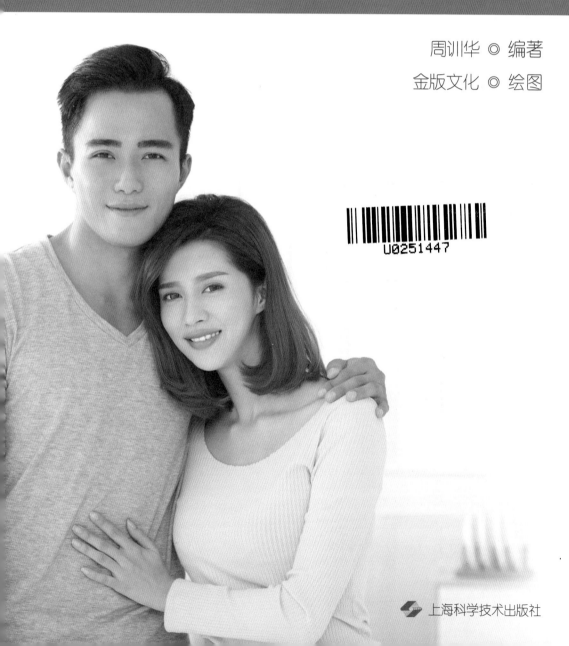

图书在版编目（CIP）数据

轻轻松松来备孕 / 周训华编著 . -- 上海 ：上海科
学技术出版社，2019.1
（我的私人医生）
ISBN 978-7-5478-4215-7

Ⅰ．①轻… Ⅱ．①周… Ⅲ．①优生优育－基本知识
Ⅳ．① R169.1

中国版本图书馆 CIP 数据核字（2018）第 231771 号

内容提要

备孕可以很难，也可以很简单。学会如何孕育一个优质健康宝宝，是每一对夫妇应该
了解的。阅读本书，仿佛有一位贴心的私人医生，从基础知识、相关检查、饮食、运动和
生活等方面，对你进行了全方位的指导。

书中特设"私人医生知心话"部分，用通俗易懂的文字为广大读者讲解一些备孕时期
需要了解的医学知识。备孕期饮食章节还列举了诸多菜谱，并提供二维码供读者扫码学习
菜品的制作。

我的私人医生——轻轻松松来备孕

周训华　编著　　金版文化　绘图

上海世纪出版（集团）有限公司
上海 科 学 技 术 出 版 社　出版、发行
（上海钦州南路 71 号 邮政编码 200235 www.sstp.cn）
上海中华商务联合印刷有限公司印刷
开本 787×1092 1/16 印张 12
字数 200千字
2019年1月第1版 2019年1月第1次印刷
ISBN 978-7-5478-4215-7/R · 1729
定价：48.00元

前言 Preface

当我们看到一个新生命的诞生时，从未想过，孕育生命的过程是如此之神圣和复杂。当精子如勇士般披荆斩棘穿过重重障碍，和卵子相遇的那一刻起，爱情的结晶诞生了，一个小小的生命也萌发了。在母体温暖而舒适的港湾中，这颗爱的结晶在准爸爸和准妈妈爱的呵护下逐渐发芽、成长，最终"瓜熟蒂落"，来到这个世界。

孕育宝宝是一次神奇的体验，然而，生活中的一些小细节却在不经意间伤害着"生命种子"的"起源"。例如男性长期吸烟、饮酒，会让精子的数量、质量都下降，甚至会使精子中的染色体异常，从而导致胎儿畸形或发育不良；男性或女性长期处于焦虑、抑郁等精神状态，其生理功能必然有所改变，从而影响精子或卵子的质量；女性经常吃生冷、寒凉的食物，易导致痛经、月经不调等不适，进而影响子宫的健康，不能为受精卵提供良好的生存环境……

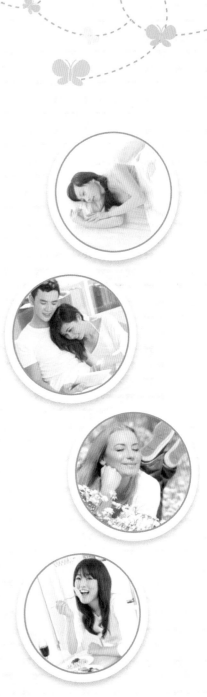

如何才能轻轻松松地备孕呢？这就是我们编写这本书的初衷。本书以私人医生的角度分别从增进夫妻之间的感情、掌握优生优育的方法、调整身心状态、做好孕前检查、注意改善生活细节、提供均衡的营养、有规律地运动和锻炼、在适宜的时间播下爱的种子、保证受精卵的质量等方面给予科学指导，帮你把身体调养到最佳状态，让你信心满满地迎接胎宝宝！

目录 Contents

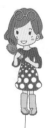

Chapter 1 以爱之名，
孕育优质宝宝从备孕开始

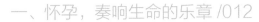

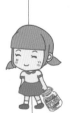

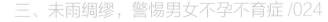

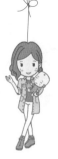

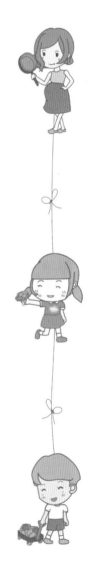

Chapter 2 孕前检查，
帮你排除孕育隐患

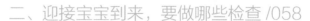

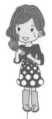

Chapter 3

饮食备孕，
吃出健康好"孕"气

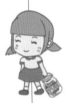

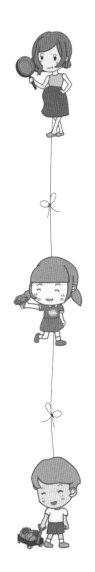

Chapter 4

快乐"孕"动，打造备孕好体质

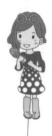
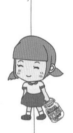

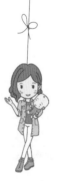

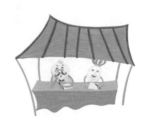

Chapter 5

生活 & 心理备孕，
让好"孕"自然来

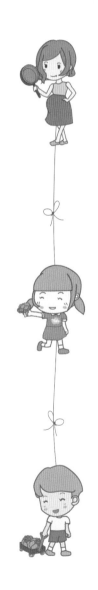

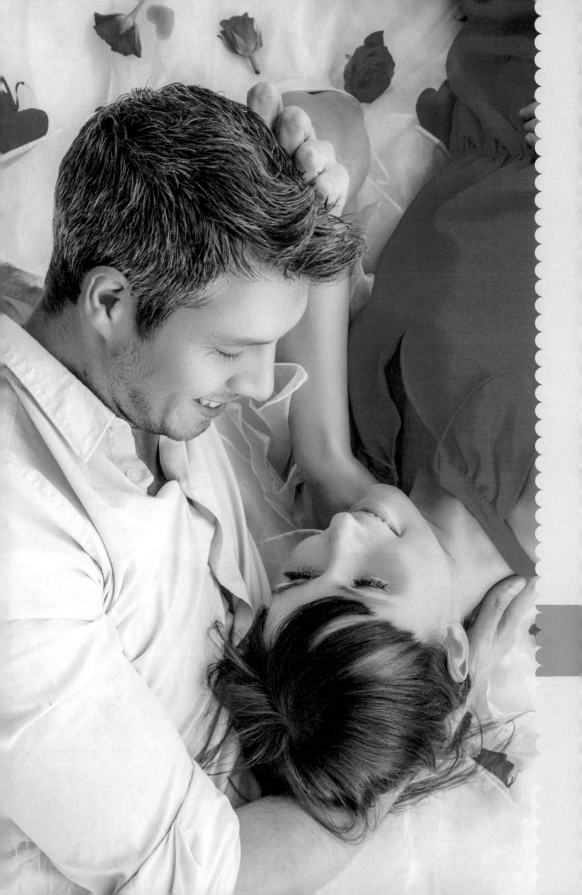

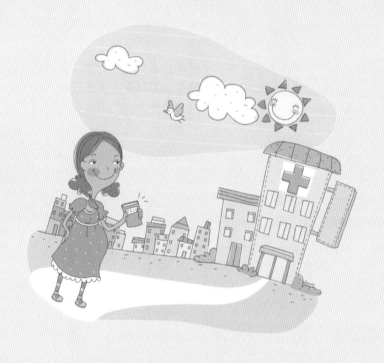

Chapter 1

以爱之名，孕育优质宝宝从备孕开始

　　有备自然有好"孕"。孕前准备是优生优育的基础，备孕夫妻要提前了解孕前知识，在孕前制订一个详细而周全的备孕计划，把握好受孕时机，积极扫除怀孕的"拦路虎"，才能以爱之名，怀上优质宝宝。

一、怀孕，奏响生命的乐章

结婚生子是传统中国人重要的人生道路，在现代社会中，优生优育的思想越来越得到人们的重视。一个新生命的诞生，不仅是人类生命的延续，更是父母爱情的结晶。

新生命的诞生——精子与卵子的邂逅

精子与卵子是孕育新生命必备的两大要素，当数以万计的精子中的少数与卵子结合时，生命的孕育就此开始。然而，精子与卵子的相遇需要经过重重困难，而这个过程也印证了孕育生命的神奇与伟大。

何为精子

精子是男性的生殖细胞，是在精原细胞发生减数分裂的过程中产生的，其形似蝌蚪，主要借助尾部的摆动而运动。精子头部有细胞核的遗传物质，顶端含有蛋白水解酶，能溶解透明带，使精子能顺利和卵子结合。精子一旦形成，就会随着输精管移动到位于睾丸后面的两个附睾集合，然后进一步发育成熟。成年男性每次射出的精液为 2 ~ 5 毫升，每毫升含有约 1 亿数量的精子，其中，只有一小部分精子能够通过道道关卡到达输卵管受精部位，而且精子在女性体内只能存活 2 ~ 3 天，48 小时后就开始老化。

何为卵子

卵子是女性的生殖细胞，由卵巢产生，直径约 0.2 毫米。女性在出生时，卵巢内存在多达 45 万个卵子，随着年龄的增长，大部分卵子会陆续死亡。女性到生育年龄时，剩下的卵子只有约 400 个，最多不超过 500 个。在性激素的影响下，每月只有一个原始卵泡成熟，成熟的卵子再从卵巢排出。排卵的时间一般在女性两次月经的中间，卵子排出后，会随即被输卵管末端吸入输卵管。一个卵子被排出约 24 小时后开始老化，在此期间若不能与精子相遇，形成受精卵，便会自然死亡。因此，备孕夫妻要把握好受孕时机。

精子与卵子的结合过程

精子和卵子结合的过程，就是受精过程。精子和卵子的染色体融合，就标志着受精过程的完成。一般而言，精子与卵子结合的过程可分为以下几个进程。

进程一 精子被射入阴道后，依靠尾部的摆动游到子宫口，并释放蛋白水解酶溶解宫颈黏液。这种黏液呈网状，排卵后24小时内呈打开的状态，以便精子通过。

进程二 只有千分之一的精子能通过黏液，之后精子们竭尽全力向卵子游去。能游到卵子周围的精子不足200个。

进程三 精子与卵子相遇后，还要通过放射冠和透明带，精子们的头部会分泌顶体酶，以溶解卵子周围的放射冠和透明带。精子们把头钻到卵子的外壁上，用尾巴不断拍打细胞来打开一条通道。数个精子可穿过放射冠，但当第一个穿过透明带的精子进入卵子体内时，卵子会立即释放一种化学物质，将其他精子全部阻隔在外。

进程四 精子进入卵子体内以后，通过核的融合，形成一个含有46条具有遗传基因的染色体，其中23条来自父亲，23条来自母亲。然后形成一个新的细胞，称为受精卵，此过程即为受精。

进程五 受精卵在受精后12～20小时即进行细胞分裂。受精卵从输卵管分泌的液体中吸取营养和氧气，不断进行细胞分裂，并进行脱氧核糖核酸（DNA）复制，同时，通过输卵管纤毛的蠕动，受精卵逐渐向宫腔方向移动，为着床准备。

进程六 受精后的第6～8日，受精卵的透明带消失，进入子宫内膜，这个过程叫做着床。着床位置多在子宫腔上部的后壁。着床完成意味着胚泡已安置，并开始形成胎盘、孕育胎儿了。

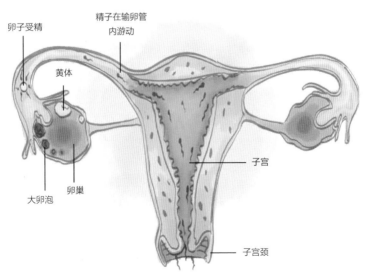

受精过程

了解与怀孕有关的生殖器官

怀孕是通过男女双方生殖器官的层层合作而得以完成的，在此过程中，其中任何一个器官出现问题，都会使怀孕计划前功尽弃。女性生殖器官分为外生殖器及内生殖器两部分，与受孕有直接关系的是内生殖器。

内生殖器的组成分为阴道、子宫、输卵管和卵巢。

阴道

阴道是由黏膜、肌层和外膜构成的上宽下窄的肌性管道，富有伸展性，是内、外生殖器之间的管状通道，连接子宫颈与外阴，是女性的性交器官，是排出经血和娩出胎儿的通道。当精液射入阴道，精子便能凭借尾部的摆动离开精液，向子宫颈"出击"。

子宫

子宫位于下腹部盆腔内，其大小和形状随年龄和生育状况的不同而不同，多分为子宫体、子宫底、子宫角和子宫颈四部分。子宫颈开口于阴道内，排卵期时，子宫颈口开大，黏液量增多、变稀，有利于精子通过，若宫颈黏液的酸碱度不正常或具有精子抗体，则可使射入阴道内的精子死亡而不能通过宫颈，进而往上游动。子宫颈对能否受孕影响很大，是精子获能的重要场所。

输卵管

子宫的左右各有一条细长、弯曲的输卵管，内侧端接子宫的两角，外侧端游离在腹腔内。输卵管是卵子与精子结合的场所及运送受精卵的通道。输卵管管腔宽敞，卵管液流动缓慢，便于卵子停留并等待精子的到来。输卵管的通畅程度及蠕动强弱对受孕能否成功及继续妊娠影响极大。

卵巢

卵巢在子宫两侧各有一个，为女性的性腺。其大小及形状随年龄而异，一般在女性绝经后萎缩。卵巢是分泌女性激素的场所，也是卵子产生的地方，卵子在此发育、成熟，并最终被排出。

受孕的必要条件有哪些

怀孕之前，男女双方会做一些准备工作，而这些准备工作都是为了确保受孕过程的正常进行。怀孕无法依靠某一环节单独完成，尤其对于不易怀孕的夫妻来说，这些条件更应得到重视。

优良的生殖细胞

男性睾丸能产生足够数量的形态和活力均正常的精子，以及适宜精子生存的液体，而且输精管道通畅无阻。足够的精子可增加与卵子结合的概率，如果男性的精子数量因种种原因而低于每毫升 2000 万个，就会造成受孕困难。女性必须保持月经正常，卵巢功能健全，能正常排出健康成熟的卵子。在备孕时，女性应尽量排除生理或精神的压力，还有外部不良环境问题，以确保能正常排卵。

子宫内良好的环境

子宫是受精卵着床、发育的地方，如果子宫内环境发生变化，胚泡就不能植入，也就不能怀孕。有些女性子宫畸形或者子宫高度发育不全，即使胚泡植入了，胎儿没有一个良好的生长环境，也容易造成流产；多次流产手术容易破坏子宫内膜，受精卵也难以在体内存活。一些子宫疾病，如子宫肌瘤、炎症等，都可能造成无法孕育胎儿。

健康的输卵管

输卵管作为卵子和精子相遇、结合的桥梁通道，必须保持畅通和功能正常。如果输卵管发生堵塞，卵子就不能被摄入，精子也无法上行到达输卵管外侧三分之一处，因此也就失去了受孕机会。

精子进入与卵子排出的同步

女性的卵子排出后在输卵管中存活的时间有限，如果 24 小时之内精子不能进入女性的输卵管，就无法受孕。精子只有在排卵期顺利到达输卵管，才能与卵子结合，因此要把握好卵子排出与精子进入的时机。

尽早制订生育计划

有计划的备孕，可以更科学地为胎宝宝提供孕育的环境，也可避免突如其来的怀孕带来的慌乱。自觉身体状况不佳者可在准备怀孕前 3 个月或前半年就开始准备。

养成健康的生活方式

健康的生活方式包括养成健康的饮食习惯和制订科学的锻炼方案，并保持一份好心情。首先要保证每天摄入均衡且充足的营养，这不仅是为将来的胎儿准备的，也可使女性能更轻松地应对孕后及产后出现的各种变化。注意戒烟、戒酒，不乱服用药物。计划怀孕前，避孕药物也要停用，等待体内残留药物全部排清后再怀孕。

做好为人父母的心理准备

有研究发现，100 对夫妇中，有计划妊娠的不到 50%，大部分人都是等到怀孕后才到医院咨询，而这样容易导致胎儿缺陷。对于没有生育计划的夫妻而言，心理上没做好准备，意外怀孕还会造成不少困扰，比如对于职业女性而言，面临新岗位的选择或职位的升迁时，难免心理压力过大。有些人甚至选择流产，这样可能导致妇科炎症，甚至由于免疫等原因而导致不孕症。

做好基本的经济预算

做好基本的预算，为宝宝的到来提供物质条件。做好经济预算可使准爸妈在怀孕后，根据自己的需要和经济条件为自己选定一家条件好的孕期保健和分娩医院，也能及时准备孕妇在待产过程中应补充营养所需要的花费，为孕妇和胎宝宝提供较好的物质条件。

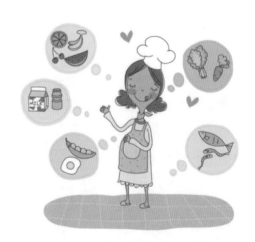

二胎备孕攻略

准备生二胎的夫妻在生育孩子方面已积累了一定的经验，但生二胎不同于头胎，不能轻率对待。因为生二胎时爸妈的年龄已较大，身体状况发生了变化，需要重新制订备孕计划，以确保胎儿的健康。

孕前全面体检

许多准备生二胎的女性已经过了生育的黄金时期，生育能力逐渐降低。为了宝宝的健康，在备孕前应该去医院做一个全面的体检，在各项指标都正常的情况下怀孕。特别是对于高龄产妇而言，发生妊娠高血压、胎儿发育不全、早产等的概率大大提高，因此孕前和孕期体检显得更为重要。

一个健康胎儿的孕育，质量良好的精子与卵子同样重要。因此，备育二胎的准爸爸也应该进行相应的检查，以减少胎儿的畸形率、死亡率。

补充营养素

二胎备孕前夫妻双方保证营养的摄入，才能孕育健康的宝宝。饮食方面要营养均衡，保持充足的睡眠，提高身体的免疫力。可以在怀孕前3个月开始，每天补充400微克叶酸，一直服用到怀孕的第3个月。对于高龄的二胎孕妈妈，还可以适当摄入一些复合维生素、钙、碘和铁等营养素。

积极锻炼身体

很多准备生二胎的高龄女性都发现自己的体力、精力大不如前，因此准备生二胎前，最好先进行一段时间的身体锻炼，保证足够的体力和精力。有规律的运动，不仅可以提升怀孕的概率、避免孕早期流产，还能减少患孕期糖尿病的概率。

孕前应先与大宝进行沟通

二胎夫妻在怀孕后经常会发现大宝的情绪变得低落，甚至会用装病等方式来吸引父母的关注。因此，在怀二胎前父母应与大宝进行沟通，让他感受到父母对他的爱，并且让孩子明白这种爱不会因为弟弟或妹妹的到来而受到影响，使孩子心理上取得平衡。还可以告诉大宝有弟弟或妹妹陪伴的好处，营造出温馨和睦的家庭氛围，迎接二胎的到来。

二、把握时机，待好孕来

有不少夫妻身体健康，生活方式也健康，但妻子就是不易受孕，这或许因为时机不对。怀孕在时间上是有讲究的，这个时间与夫妻的年龄、身体状况，甚至季节相关。把握好时机，孕育高质量宝宝的概率就会大大增加。

顺应四季，做好备孕

怀孕应在季节上有所选择，而这点是许多备孕夫妻所忽视的。季节变化会带来天气、环境变化，而这些变化也会影响身体状况，因此选择在适合的季节怀孕，利于优生优育。

夏末秋初适宜怀孕

夏末秋初也就是每年的八、九月，在时间上对胎宝宝和孕妇都是极为有利的。这个季节的瓜果蔬菜品种丰盛，可保障胎儿的营养需求。而晚秋季节，气候凉爽，阳光明媚，处在妊娠 2～3 个月的孕妈妈可充分地沐浴阳光，有助于胎儿的骨骼生长。等到病毒肆虐的寒冬季节，胎儿胎龄已超过了 3 个月，平安地度过了致畸敏感期。

避开在盛夏怀孕或分娩

盛夏时节，天气异常炎热，严重影响孕妈妈的食欲和情绪，再加上妊娠反应，使得营养摄入不足，容易影响胎儿的发育。在盛夏分娩也要十分注意，湿热的天气下，产妇容易中暑，严重的可能会引发高热、昏迷。这个季节也是皮肤感染、腹泻等病症的多发季节，对孕妇和胎宝宝都不利。

冬季怀孕需谨慎

秋去冬来之时，气温变化大，是病毒性疾病多发的季节，此时怀孕，病毒感染易导致胎儿畸形，因为病毒可通过胎盘进入胎儿体内并繁殖，引起胎儿发育不良。冬季新鲜蔬菜和水果较缺乏，如果微量元素和维生素摄入较少，易影响胎儿的生长发育。此外，冬季外出活动机会相对较少，家里门窗紧闭，室内空气不流通，易造成胎儿的致畸率上升。

男女孕育年龄有讲究

人在一段时期内身体素质会达到顶峰，而随后则会随着年龄的增加而每况愈下。正常情况下，男女都有一个适宜孕育的年龄段，在最健壮的年龄段孕育宝宝，可使宝宝更加健康、聪明，减少患病的概率。

女性适宜生育的年龄

从优生的角度来看，女性过早或过晚生育都是不适宜的。过早生育，母亲的身体还没有完全发育成熟，此时受孕，会增加早产、难产及畸形儿的发生率。此外，生活阅历较少，也可能影响母亲对孩子的教育。女性也不宜太晚生孩子，因为年龄增长会使生育能力不断降低，卵子质量不高，易造成胎儿染色体异常。

23 ~ 29岁是女性适宜生育的年龄。这时的女性身体已得到充分发育，具备了良好的生育条件，卵子质量高，此年龄段怀胎生育，孕妇出现孕期并发症的可能性小，分娩危险小，胎儿生长发育好，早产、畸形儿和痴呆儿的发生率较低。女性初孕若超过这个年龄，因为怀孕时间过晚，卵子的年龄过大，受环境污染的影响较多，容易发生卵子染色体的老化，导致畸胎率上升，还会增加妊娠期的并发症的发生概率。

男性适宜生育的年龄

有研究表明，25~35岁的男人所生育的后代是最优秀的。此时男人正当青壮年，无论是其精力还是精子的质量都处于巅峰时期。男性精子的质量在30岁时达高峰，然后能持续5年的高质量。男性过了35岁，体内的雄激素开始衰减，精子的数量和质量都得不到保证，对胎儿的健康不利。同时，这个年龄段的男性，经济、事业都趋于稳定，心理上也已经成熟，可为孩子的生长提供优越的物质条件和环境。有研究表明，婴儿智力低下的发病率有随父亲年龄的增高而上升的趋势，因此男性的生育年龄也不宜过晚。

"好朋友"与排卵日的推算

自初潮来临后，"好朋友"（月经）就一直陪伴女性直至绝经，"好朋友"的到来意味着女性有了生育的能力。算好排卵日，有计划地怀孕，可以增加受孕概率，而月经是女性推算排卵日的重要参照。

♥ "好朋友"的周期

女性月经周期以月经来潮第一天为开始，到下次月经来为止，月经周期的计算应包括月经来潮的时间。月经周期的长短因人而异，为 21 ~ 36 天不等，平均约为 28 天。一般而言，月经提前或推后 7 ~ 10 天来潮可视为正常。

月经周期也叫卵巢周期，分为四个阶段，包括滤泡期、排卵期、黄体期和月经期。滤泡期是由月经来潮的停止日至排卵日；排卵期是指卵母细胞和周围的卵泡细胞一起被排出的过程，在排卵日，受孕的概率是非常高的，而且卵子的质量也相对较好；黄体期是指排卵后到月经来潮的前一天，约为 14 天；每次月经持续的阶段被称为月经期，一般为 3 ~ 7 天，出血量在 100 毫升之内，以第 2 ~ 3 天最高。

♥ 排卵日的推算

排卵日就是卵子排出的那天。女性的月经周期有长有短，但排卵日与下次月经来潮的间隔时间比较固定，一般在 14 天左右。因此，可以按月经周期来推算排卵期，即从下次月经来潮的第 1 天算起，倒数或减去 14 天就是排卵日，排卵日及其前 5 天和后 4 天加在一起的这段时间被称为排卵期。

如果月经周期有规律，可以按照如下公式计算排卵日。

> 排卵日 = 本次月经日 +（月经周期日数 -14 日）

女性会因健康状况、环境改变及情绪波动等因素，使排卵日推迟或提前，这样按月经周期推算出来的排卵日就不够准确，应与其他方法结合使用。

月经周期不规律的女性可按以下公式推算排卵期。

> 排卵期第一天 = 最短一次月经周期天数 −18 天
>
> 排卵期最后一天 = 最长一次月经周期天数 −11 天

正常育龄妇女的基础体温与月经周期一样，呈周期性变化，而这种体温变化与排卵有关。以排卵日为界，从月经来潮日至排卵日，女性体温处于低温期，约持续两周；从排卵日至下个月月经来潮日，体温处于高温期，大约也持续两周。

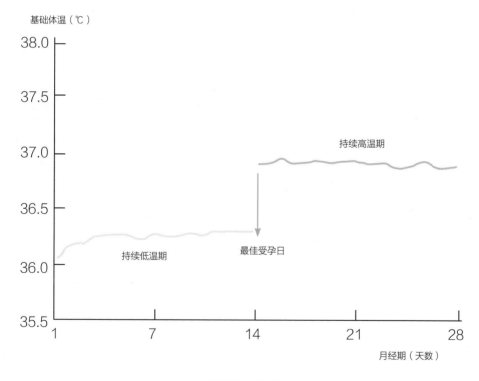

排卵期体温图

女性在测量基础体温时，必须要经 6 小时以上充足睡眠后，醒来尚未进行任何活动之前，进行测量并记录。另外，任何特殊情况都可能影响基础体温，如前一天夜里的性生活、近日是否感冒等，也应记录下来，以便分析结果。此外，月经周期不规律的女性，还可以购买排卵试纸或排卵检测仪等来检测。

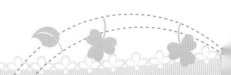

避开不宜怀孕的时机

　　孕育是一个家庭的大事，选好时机很重要。对于备孕夫妻来说，有计划地怀孕需要避开那些不适宜的时机，才能为受精卵的形成提供优良的精子和卵子，孕育一个健康的宝宝。

　　以下为六个不宜怀孕的时机。

流产或宫外孕后不久

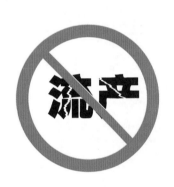

　　女性流产后，身体会受到很大的创伤，尤其是人工流产者，因器械在宫腔内吸引、搔刮，子宫内膜会受到一定程度的损伤，卵巢等生殖器官也需要一个修复的过程。如果流产后不久即怀孕，容易造成再次流产，长此以往，甚至会形成习惯性流产，给女性的身体带来极大的伤害。一般来说，自然流产者应至少休养6个月再怀孕，对于人工流产者，建议1年以后再怀孕。至于宫外孕者，最好在术后半年左右，经过医生检查，确定自身输卵管等恢复正常功能了再计划怀孕。

戒烟戒酒前

　　吸烟或饮酒会造成受精卵质量下降，因为烟草中的尼古丁与酒精中的乙醇会对精子和卵子造成损害，且酒精对生殖细胞的损害并不会随酒精代谢物排出体外而消失，易使宝宝出生后体质弱、智力低下。因此，男性至少应该在准备怀孕前3个月戒掉烟和酒；吸烟的女性也要在戒烟3个月后再怀孕比较好。如果在此期间饮酒，宜在20天后再备孕。

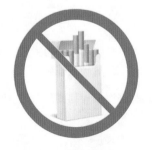
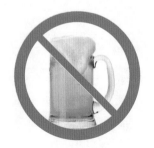

入住新房后不久

刚装修完的新房，往往存在不少苯、甲醛及其他有害物质，女性对这些物质特别敏感。如果入住新房后不久就怀孕，势必会影响受精卵的质量，严重者还会造成胚胎畸形或流产。建议在入住新房前，最好请环保机构测定空气中有害物质的浓度，达到安全标准后，方可入住。女性在备孕期间，最好也不要在其他新装修的环境中停留过长时间。

情绪低落或疲劳的时候

备孕夫妻在计划怀孕时，如果有一方出现情绪低落或身体疲劳，则不宜备孕。否则，宝宝的智力和身体健康都会受到影响。首先，不良情绪会通过母体的胎盘传递给胎宝宝，影响胎宝宝的健康成长；其次，如果男女身体过于疲累，会大大降低精子或卵子的质量，从而使受精卵的质量下降，严重影响生育质量。因此，备孕期间一定要保持愉悦的心情，让身体得到充分的休息，才能孕育健康、优质的宝宝。

生病期间

人在患病期间，体质变差，抵抗力有所下降，再加上为了治病，或多或少会使用一些药物，其中的某些成分可能伤害到精子或卵子，影响受精卵的质量和宫内的着床环境。因此，备孕夫妻如果生病了，应先治好疾病，等身体康复后再怀孕。尤其是对于患有生殖系统疾病的人来说，更应如此。

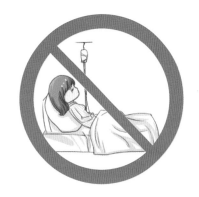

拍摄 X 线片后

在进行体检时，不少人会拍摄 X 线片，虽说医用 X 射线辐射剂量少，但由于生殖细胞对此反应非常敏感，因此，为了宝宝的健康发育，拍摄 X 线片后的女性，尤其是腹部经过照射者，应在 1 个月之后再怀孕，这样可以降低胎儿的患病率。

三、未雨绸缪，警惕男女不孕不育症

对于准备要孩子的夫妻来说，如果一方患有无法孕育的病症，势必会影响怀孕的进程，增加怀孕的难度。因此，应及早了解不孕症产生的原因、分类等基础知识，并做好预防措施，防患于未然。

什么是不孕症

不孕症是指夫妻婚后有正常性生活、未采取避孕措施，1 年内尚未受孕的病症。不孕症在已婚夫妇中是一种较为常见的病症，据统计，有10%～15%的育龄夫妇患有此症，而发病率还在不断上升。

不孕症的分类

导致不孕症的原因有很多，根据不同的病因，可将其分为不同的类型。了解不孕症的分类，有助于备孕夫妻采取针对性的预防和治疗措施，减少患病的可能性，轻松怀孕。

● 根据不孕的性质可分为生理性不孕和病理性不孕。前者指哺乳期和绝经期的不孕；后者指由各种疾病引起的不孕不育。

● 根据是否有过妊娠可分为原发性不孕和继发性不孕。前者是指婚后 1 年内未采取任何措施而从未受孕；后者是指有过生育或流产史，比如人工流产、药物流产，以及患有卵巢功能障碍、性传播疾病、闭经等病症，连续 2 年以上未受孕者。

● 根据治疗后的妊娠可能性可分为绝对性不孕和相对性不孕。前者是指夫妻双方中一方有先天性或后天性的生理缺陷，因无法矫正而不能孕育的一种临床征象；后者是指夫妻任何一方有造成孕育困难的某种疾病而降低了生育能力，经过适当治疗后仍能孕育的一种情况。

● 根据病变器官可分为器质性不孕和功能性不孕。前者指由生殖器官及邻近组织的病理解剖改变引起的不孕不育，后者主要指内分泌异常引起的不孕不育。

导致女性不孕的原因

在患有不孕不育的人当中，女性患者往往更多，这不仅与年龄有关，还与女性的生殖系统有关。特殊的身体构造使得女性的身体在日常生活中更容易受到侵害。导致女性不孕的原因众多，但只要正视这些原因，并积极治疗，大多都可以康复。

先天性发育异常

先天性发育不良导致的不孕，主要指在生长发育的过程中，生殖器官发生了病变或畸形，使怀孕的环节无法正常运行。这种情况主要包括特纳综合征（先天性卵巢发育不全）、先天性无子宫或子宫发育异常、先天性阴道闭锁、黄体功能不足等。这些先天性的缺陷会使女性子宫和卵巢发育异常，雌激素水平极度低下而导致女性第二性征不发育，无法排卵，进而造成不孕。

输卵管阻塞

输卵管一旦出现异常病变就会诱发阻塞，多为细菌感染、特殊病原体感染引起的。此外，营养不良或者其他一些原因也可能导致输卵管通畅度异常，是女性不孕的主要原因之一，发病率较高。输卵管阻塞会影响正常的受精过程，从而造成不孕。输卵管感染发炎时，黏膜分泌减少，管腔粘连，整个输卵管蠕动减弱，不仅会导致不孕，而且还会诱发异位妊娠。

排卵障碍

排卵是女性的一个正常生理过程，正常的排卵需要发挥下丘脑-垂体-卵巢轴的正常功能，其中任何一个环节的功能性失调或器质性病变，都可以造成暂时或长期的卵巢功能障碍，从而导致排卵障碍。比如卵巢先天发育不全、内分泌紊乱、卵巢功能早衰、多囊卵巢综合征、乳溢-闭经综合征等，都可能影响卵巢排卵而致不孕。女性平时应多留意自己的月经是否正常，以及是否有闭经等情况，必要时要去咨询医生。

阴道因素

阴道闭锁或阴道纵隔等先天因素引起的性交障碍或困难，因手术或创伤引起的外阴或阴道的狭窄、阴道痉挛等，都可影响精子进入女性生殖道，从而无法受孕。阴道炎也是影响受孕的重要原因之一，还是导致其他妇科疾病的因素，真菌、滴虫、淋球菌等感染造成的阴道炎可以改变阴道的生化环境，降低精子活力和生存能力，大量的病原微生物以及白细胞吞噬还可损害精子，从而导致不孕。

生殖器传染性疾病

生殖器感染引发不孕的概率很高，尤其是传染性疾病，如淋球菌、衣原体、支原体等微生物进入女性体内后，会导致宫颈柱状上皮外翻、盆腔炎，以及子宫内膜、输卵管部位出现炎症等妇科疾病。病菌感染还可能改变女性盆腔的内环境和功能，且会产生瘢痕并堵塞输卵管，使精子很难与卵子结合，即便结合也会阻碍受精卵的运送和着床，使其无法到达子宫。此外，这些疾病还易于出现合并症及后遗症，严重的还会引发宫外孕。

子宫颈与子宫因素

子宫颈是精子的过道，一旦发生病变，就可能阻挡精子通过。患有慢性宫颈炎或雌激素水平较低时，宫颈黏液中就会含有大量的白细胞，质地黏稠，堵塞子宫颈管，不利于精子穿透上行而影响受孕。子宫颈长有息肉时，精子也无法顺利通过。

子宫是受精卵着床的地方，当子宫内环境遭到破坏时，就会影响精子进入子宫腔或者使受精卵无法正常着床。子宫疾患有多种，如子宫内膜异位症、子宫腺肌病、子宫肌瘤等，任何一种疾患都可能导致不孕。子宫肌瘤还会导致痛经、贫血等症状。目前，由子宫疾病引发的不孕症已越来越多，而且有年轻化的趋势。

身心因素

除了一些疾病因素，身体虚弱、体质差等也是引起不孕的原因，比如肾脏虚弱会造成人的体质下降，同时还会影响到生殖系统的正常功能，增加女性受孕的难度，还易发生流产的情况。此外，营养不良、体质虚弱、过度肥胖和过于消瘦等同样也会造成不孕。这是因为受孕需要女性身体素质达到一定的标准，营养不良会导致女性的身体负荷非常大，太过虚弱还可能使卵子不能正常发育成熟。不少女性在备孕过程中，由于承受了过大的家庭和工作压力，造成心理极度紧张，很容易引起神经内分泌系统失常，影响卵巢功能，使月经和排卵不正常，从而造成难以怀孕。

流产过多

人工流产对女性身体的危害很大，手术过多通常会造成不孕。流产手术可造成子宫颈狭窄，阻止经血外流，增加子宫内膜异位症的发生率，严重的还会影响输卵管拾卵及输卵功能，以及对机体造成严重的干扰，导致神经内分泌系统失调，月经出现异常。手术过程中或术后，也可能发生感染，使盆腔发炎，影响怀孕。手术流产和药物流产都可能导致习惯性流产，严重影响女性的身体健康，而习惯性流产通常会引发不孕。

免疫性不孕

免疫性不孕是指因免疫性因素而导致的不孕，免疫性不孕占不孕症患者的 10% ~ 30%，这种症状产生的原因主要是部分女性体内含有致使不孕的抗体，包括抗精子抗体、抗子宫内膜抗体等，临床上最多见的是抗精子抗体产生所导致的免疫性不孕。患有此症的女性由于生殖道炎症，使局部渗出增加，免疫相关细胞进入生殖道，同时生殖道黏膜渗透压改变，增强了精子抗原的吸收，使精子丧失活力或死亡，无法与卵子结合，从而导致不孕。

导致男性不育的原因

　　传统观念认为，在不孕症中，女性患者较多，其实男性不育的比例也在不断上升，尤其是现代生活的不稳定，使男性不育的人数逐年增加。如果男性患有不育症，一定要勇敢面对现实，根据病因及时治疗。常见的导致男性不育的原因如下。

内分泌异常

　　男性内分泌异常主要表现为促性腺激素释放激素缺乏和下丘脑、垂体功能异常及甲状腺功能减退。这会造成男性脱发、脸上长痤疮、前列腺增生、甲状腺功能减退或甲状腺功能亢进、失眠、精神萎靡等，还会造成男性性功能障碍和不育。内分泌异常造成的不育是近几年来患病率极高的一类疾病，需要引起男性的高度重视。

性功能障碍

　　男性性功能障碍是指不能进行正常的性行为，其中不射精或逆行射精是导致不育的重要原因。患有严重的性功能障碍者，会有早泄、阳痿等情况存在，或即便男性身体没有问题，也无法完成正常的性交，因而导致不育。性功能障碍多数都没有器质性病变，主要是心理因素造成的，因此，男性在备育期间一定要放松身心。

生殖道感染

　　男性生殖道感染是指生殖系统受到细菌、病毒、真菌、滴虫、衣原体、支原体等致病微生物的感染，包括性传播感染、内源性感染和医源性感染。生殖道感染病菌后，会发生炎症，影响性腺的正常分泌，造成生精功能下降，并使精子的形态改变，活力下降，存活期缩短，从而丧失受精能力，导致不育。大部分患者还会出现急性睾丸炎、附睾炎、前列腺炎、尿道炎及生殖器官结构异常等，严重者可造成输精管道狭窄，甚至堵塞，致使精子不能顺利通过并进入女性体内与卵子结合，加大受孕难度。

精液、精子异常

精液异常是指精液量过多或过少，颜色异常和质量异常；精子异常是指精子数量过多或过少，质的异常、畸形等。精液、精子异常通常与生活习惯和社会环境因素有关，比如不卫生的生活习惯、长期服用某些药物或在容易感染细菌的环境中工作等，这些都有可能使病毒感染生殖道或影响生殖功能，从而造成精液成分的改变，直接损害睾丸，并严重影响生精能力，降低精子的活性，最终导致不育。

遗传因素

遗传因素是男性先天不育的重要原因之一，通常表现为无精子及严重少精子。与男性不育有关的遗传因素有染色体异常、染色体特殊的易位、Y染色体的微缺失、基因突变或缺陷等。这些特殊的遗传因素均会引起男子生殖系统疾病。另外，遗传性疾病也是导致男性不育的遗传因素之一，如精曲小管发育不全、性腺发育不全等，这些病会使生精细胞不能生长发育成具有正常形态和活力的精子。

免疫因素

造成男性不育的免疫因素主要指男性自身产生的抗精子抗体影响精子活力，降低对卵子的穿透力。如果患者患有尿道炎、前列腺炎、附睾炎、睾丸炎等炎症，血睾屏障就会被破坏，发生免疫反应，而这种反应会产生抗精子抗体。抗精子抗体可使精子失活，造成少精或无精，阻止精卵结合，形成不育。

精索静脉曲张

精索静脉曲张是男性常见的泌尿生殖系统疾病，也是导致男性不育的主要原因。该病多见于青壮年，发病率占正常男性人群的 10% ~ 15%，在男性不育症中占 19% ~ 41%。精索静脉曲张是一种血管病变，指精索内蔓状静脉丛的异常扩张、伸长和迂曲，可导致疼痛不适及进行性睾丸功能减退。

有些不孕因素是可以避免的

造成不孕的大部分原因是人为的，如果在生活中多加注意，并采取一定的补救措施，不孕症的患病概率就会大大降低。对于正在备孕的夫妻来说，一定要注意避开那些容易引起不孕的因素。

学会减压，放松神经

备孕了好久还是怀不上，除了要做一些相关的身体检查外，备孕夫妻还必须放松心情。如果将注意力全部集中在怀孕这件事上，只会加大怀孕的难度。因此，女性要学会适当为自己减压，男性也不要产生埋怨心理，注重劳逸结合、放松神经、促进激素的分泌，从而自然受孕。

采取避孕措施，避免反复流产

在还没有准备好生孩子之前，夫妻应该采取有效的避孕措施，尽量不要做人工流产或药物流产，减少对身体的伤害。为了防止避孕不当而引发不孕，最好采用科学的避孕方法，如女性按时、按量服用避孕药，不可随意改变或延长服药时间，否则很容易导致避孕失败，甚至造成女性不孕的严重后果。另外，也可以采用男性戴避孕套等方式进行避孕。

改变不良生活习惯，预防不孕

对于备孕期的人来说，养成良好的生活习惯可以促进顺利怀孕，并提高受精卵的质量。一些不良的生活习惯都可能造成不孕不育，如熬夜、久坐、吸烟、酗酒等。其中，女性长期熬夜会影响整个身体的激素分泌，破坏卵巢的正常功能，导致内分泌失调，造成不孕；对于吸烟的男性而言，烟草中的烟碱和尼古丁会造成全身血管病变，还会导致精液质量变差、生育力下降。因此，为了预防不孕不育，备孕夫妻应及早改变不良的生活习惯，养成健康、有规律的生活方式。

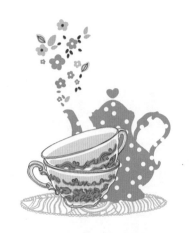

避免经期性生活，预防感染

如果在月经期间进行性生活，男性的生殖器进入女性的阴道，会带入一部分细菌，而经血是细菌等微生物的良好"培养基地"，容易导致细菌滋生，沿子宫内膜内的许多微小伤口和破裂小血管扩散，感染子宫内膜，甚至可累及输卵管和盆腔器官，带来一系列妇科疾病。

注意个人卫生，避免生殖器感染

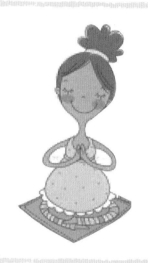

备孕夫妻平时应注意做好个人卫生，尤其是女性，如果生殖道内存在衣原体，接触细菌后就会感染生殖器官，引发妇科炎症，如子宫内膜、输卵管等部位的炎症，这些疾病很可能导致不孕。因此，平时应做到勤换内裤、经常清洗外阴、注意性生活前后生殖器官的清洁等；男性也要经常换洗内裤、清洗生殖器官等，这对于预防和治疗不孕症都是极为重要的。

不可节食或偏食，保证营养

女性在备孕期间不要偏食，更不要节食，应注意加强营养，在保持营养状况良好的条件下备孕。因为孕前营养不足不仅难以受孕，还会影响女性的乳房发育，造成产后泌乳不足，影响母乳喂养；如果男性有节食或偏食的习惯，体内容易缺乏锌、硒等元素，会影响精子的活力，对正常受孕也会有一定的影响。因此，在备孕期间，男性和女性都应保持良好的饮食习惯。

洗浴水温不可过高，以免伤害精子

温度是影响男性生精的重要因素，当阴囊处于高温状态下，会影响正常精子的产生。经常洗热水盆浴或桑拿浴容易伤及精子，降低精子的活力，影响受孕。在备孕时，为了提高受孕的概率，建议男性尽量不要洗水温太高的热水盆浴或桑拿浴。

得了不孕症怎么办

　　目前，现代医疗对不孕症的研究已经取得了丰硕的成果，大多数不孕症通过合理的治疗，都能痊愈。因此，如果得了不孕症，一定要积极配合医生的治疗，下面介绍几个不孕症的常规治疗方法。

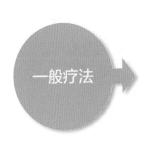

一般疗法主要是指不孕症患者通过增强体质、改善营养不良等糟糕的身体状况，有针对性地补充营养，并养成良好的生活习惯，为恢复生育能力做准备。此外，还要了解一些性知识，如学会预测排卵，选择适宜的性交时间等，并配合医生的治疗，增加受孕概率。此治疗方法适合身体虚弱和长期不孕者。

心理疗法是指心理医生通过语言的方式，运用心理学来解除不孕症患者的心理压力，从而达到治疗疾病的疗法。得了不孕症的男女，大多有沉重的心理负担，而这种不良的心态会对治疗效果产生一定的影响，反之，不孕症也可以导致精神、情绪的变化，久而久之，就会形成恶性循环，加大治愈的难度。为了排除心理因素对不孕症治疗的影响，采用心理疗法是很有必要的，它能帮助患者控制自身情绪的变化。

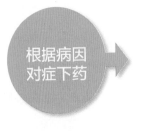

不孕症治疗的关键是找出引起不孕症的真正原因，然后针对病因进行治疗，切不可盲目进行。例如，女性因子宫问题而导致的不孕症，就必须仔细寻找发生在子宫的病变；男性因生殖器、尿路感染引起的不育，应以抗生素抗炎治疗为主，辅以提高精子活力的药物；如果身体状况一切正常，需采用抗体检测系统分析诊疗法检测出不孕的原因是否为免疫因素，并据此实施具体的治疗方案。

不孕症患者如不及时治疗，很可能会错过治疗的最佳时机。尤其是现在晚婚晚育的人越来越多，年纪越大，治疗的难度也就越大，因此，掌握治疗的时机很重要，一旦发现病情，就应及时治疗，这样才能提高治愈率。还有不少患者在患病后，不去医院检查，反而轻信一些"江湖医生"缺乏科学依据的"秘方"，这样做不仅浪费金钱，还可能会耽误治疗，导致治疗难度增加。不孕症的治疗需要医生有一定的技术水平和经验，患者在了解病因前切勿乱用药物，应在专业医生的指导下服药和治疗。

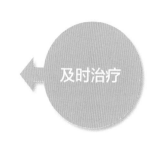

及时治疗

有些患者通常在治疗一段时间后，就选择放弃治疗，缺乏耐心。尤其是在病情刚有起色时放弃治疗，或另寻医院重新治疗，耗时费力，最终无果而返，丧失了本来可能治愈的机会。不孕症的病因复杂，有些治疗的难度较大，经过治疗后在短期内怀孕的只是少数，大部分情况下，需要患者长期坚持才会有效果，因此，一定要有耐心。

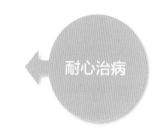

耐心治病

很多得了不孕不育症的夫妻，往往不经药物治疗就直接选择试管婴儿的治疗方式，其实，通过用药改善夫妻孕育的基本条件，达到自然怀孕，是治疗不孕不育症较好的选择。一般来说，试管婴儿是在其他的辅助生育办法都用了，仍不能获得有效的妊娠效果，才选择的生育技术。而且，并不是所有不孕不育症的患者都能做试管婴儿，首先要经过一系列的术前检查，试管婴儿的成功率也会随着夫妻年龄的增加而降低。因此，建议不孕不育症患者优先考虑药物疗法，如果治疗无果，再考虑其他方式。

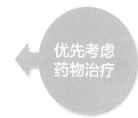

优先考虑
药物治疗

四、私人医生知心话：特殊人群巧备孕

　　每个人的身体状况都不同，对于备孕夫妻来说，有一部分比较特殊的人群，他们需要注意的事项比一般人要多得多，难度也要大，但只要按照专业的意见去准备，也可以顺利实现怀孕目标。

高龄人群

　　由于工作或家庭等原因，不少人成了高龄备孕人群。这类备孕夫妻随着年龄的增大，在备孕和怀孕过程中可能需要面对一系列不利的因素，只有积极调理身体，排除不利因素，才能顺利怀孕。

进行产前检查

　　女性的年龄越大，患妇科疾病的概率也越高；同样的，男性精子的质量也会随着年龄的增长而下降。因此，高龄夫妻在备孕时，一定要去正规的医院进行专业的孕前检查，除了包括心、肝、肾等常规检查，还要排查遗传性疾病，重点检查生殖系统，确保夫妻双方在最佳的身体状态下怀孕，以利于优生优育。

保持合理的体重

　　受孕时的体重很重要，尤其是女性的体重。体重过轻、体形过瘦，就容易导致雌激素水平低下，出现内分泌紊乱，而且不利于受精卵在子宫内膜着床；体重过重、体形太胖，也会加大怀孕的难度，即使怀孕了，也容易引发妊娠高血压、妊娠糖尿病等孕期并发症，严重者还会导致死胎和难产。因此，备孕期应保持合理的体重。

调理子宫环境

　　平时有痛经、月经不调等现象的女性应注意调理子宫环境，避免出现妇科疾病，为胎儿的成长提供一个舒适的环境，降低孕后流产的可能性。调理子宫就要保持子宫的温暖，平时可多吃一些补气暖身、滋养气血的食物，如核桃、红枣、花生等，少吃生冷食物。备孕时要特别注意腹部、膝盖、肩背等部位的保暖，防止寒气入侵。

保证卵子和精子的质量

高龄夫妻卵子和精子的质量都有所下降，为了保证受精卵的健康，在备孕期间就要避免因各种环境问题和身体原因造成的卵子或精子质量低下。为此，应保持规律的作息时间，避免在重污染的环境中生活。女性应尽量少化妆，还要保持乐观的心态，适量摄取含有叶酸、钙等营养素的食物。每天保持充足的睡眠，增强器官组织的功能，特别是生殖系统。高龄女性还应注意调理生理周期，提高卵巢的活动与代谢能力。

饮食宜清淡

备孕期间，应尽量保持清淡、营养的饮食，保证每餐有菜、有肉、有汤即可，没有必要大补特补。尤其是对于体质偏弱、偏虚的女性来说，大补反而会适得其反，增加身体的消化负担，不利于顺

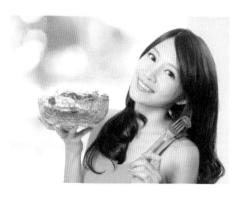

利怀孕。男性也应养成良好的饮食习惯，为受精卵提供优良的精子。

适当进行锻炼

高龄夫妻备孕期间应进行适宜且有规律的锻炼，有利于改善体质、促进怀孕。对于女性来说，可以促进体内激素的合理调配，保证受精卵的顺利着床，避免怀孕早期发生流产；对于男性而言，则能增强身体素质，改善精子质量。运动项目以慢跑、快步走、游泳等有氧运动为宜，备孕女性还可以适量练习瑜伽，增强身体柔韧度，减轻多种孕期不适。

尽早调整心理状态

高龄备孕者因为在心理和身体上更为成熟，也更容易产生焦虑，再加上年龄越大，怀孕越不易，分娩时的阻力加大，会增加心理因素对怀孕的不良影响。尤其是高龄职场女性，可能处在事业的瓶颈期，长期处于紧张、焦虑的情绪中，很容易出现内分泌失调和月经紊乱，影响正常排卵，大大降低受孕的概率。因此，怀孕前半年就应该调整心理状态，以平静的心情备孕。

有双胎或多胎家族史者

双胎或多胎可分为同卵和异卵两种情况，有双胎或多胎家族史的备孕者，应该提前了解家族史的相关情况，并积极预防孕期可能出现的并发症，为迎接双胎或多胎的到来做好充分的准备。

了解家族中有无疾病史

有双胎或多胎家族史的家庭中，不少会有其中一胎或多胎发育不全或患有其他疾病，甚至出现死胎等情况，而这种情况也有遗传的可能性。在备孕期间了解这些家族史，有针对性地调养身体，并咨询医生的意见，可减少或避免在怀双胎或多胎后出现类似的状况。

提前预防孕期并发症

由于家族遗传因素，如果怀上双胎或多胎，母亲与胎儿在妊娠期与分娩期较单胎妊娠更易发生疾病，所以要提前采取预防措施。一般来说，单胎孕期为40周，双胎孕期为37周，三胎为34周，以此类推，每增加一胎，预产期就提前3周。而且，怀多胎时，孕妈妈的肚子会更早变大，更容易发胀，阵痛也来得更早，并发症、早产、胎儿体重不足等各种情况发生的概率会大很多。为了减轻孕期的负担，备孕时应尽量做好怀多胎的准备，及早锻炼身体，也可以向家族中有过多胎史的人学习经验。

做好充足的营养储备

双胎或多胎的孕妈妈容易出现各种孕期并发症的很大一部分原因，是自身无法为多个胎宝宝提供充足的营养，进而拖垮自己的身体。要知道，所怀的胎数越多，需要的营养也越多。因此，在备孕期间，有双胎或多胎家族史的女性应积极补充多种营养素，包括铁、蛋白质、钙、脂肪以及各类维生素等。

有流产史者

鉴于流产对女性再怀孕的影响，有流产史者应在孕前就做好检查工作，并在身体恢复后再怀孕，不可操之过急，以免出现不孕等现象。不同的流产方式对身体的影响不同，备孕时要注意区分。

有人工流产手术史者

人工流产手术对身体伤害最大的器官是子宫，而子宫在女性受孕及胎儿成长方面起着不可或缺的作用。因此，有过人工流产手术史的女性在做好基本的备孕准备外，应格外注意子宫功能的恢复和健康。可以通过孕前检查，帮助排除妇科疾病，并提前识别身体存在的一些潜在风险。此外，要注意子宫的保暖，不要穿露脐装等可使腹部和腰部受寒的衣物，可采取游泳、收腹提臀等锻炼方式使子宫功能得以恢复，还可适当补充含不饱和脂肪酸、蛋白质等营养物质的食物，保证子宫的营养供应。人工流产手术易造成生殖系统的感染，孕前检查中如果发现问题，应治疗过后，再考虑怀孕。一般来说，人工流产手术后 6 个月至 1 年再怀孕较为合适。

有药物流产史者

药物流产虽然不需宫腔操作，但同样也会对女性的身体造成一定的伤害。实际上，药物流产与负压吸宫流产一样，都是人为干预妊娠的生理过程，在一定程度上会损害女性的生殖系统。药物流产后，如果马上再次怀孕，子宫内膜尚未彻底恢复，难以维持受精卵着床和发育，因而容易引起再次流产。一般来说，经药物流产后的女性，身体比较虚弱，建议在流产 6 个月后再怀孕。如果流产后出血过多而导致感染，需要治疗，并定期到医院复查，待身体基本康复后再备孕。

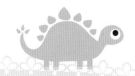

有自然流产史者

　　自然流产与人工流产不同，基本上是由于身体原因造成的。比如因怀孕早期胚胎发育不良导致自然流产者，再次怀孕之前，需要避免接触任何对怀孕有不良影响的物品，如药物或者辐射物质。早期造成自然流产的原因也可能出在男性身上，比如精子异常会造成受精卵异常，备孕期间可去做精子检查，查看是否有异常，避免再次流产。男女双方染色体异常在导致流产的原因中占有很大比重，尤其容易造成自然流产。有自然流产史的人，在孕前检查中应重点排查染色体是否异常。缺乏营养和身体虚弱也可造成自然流产，孕前调理身体必不可少。必要的情况下，还可检查夫妻双方的血型及有关的抗体等，推测是否可能出现母婴血型不合的问题。这些问题通常可引起流产，而不易被发觉。流产后，一般根据自身恢复情况，需在 3 ~ 6 个月后再怀孕。

有畸形胎史者

　　某些类型的胎儿畸形，如唐氏综合征，再次妊娠有可能还会出现，而对于高龄产妇来说，年龄越大，复发的概率就越大。专家指出，孕前 3 个月每日服用叶酸可有效减少胎儿畸形的概率，因此，备孕期间，女性要注意加强营养，尤其是对叶酸的补充。在准备再次怀孕之前，可根据之前胎儿畸形发生的原因，予以纠正、治疗，待情况正常后再怀孕。有不明原因的，一定要去医院检查，包括全身体格检查、夫妇血型有无不合、有无各种免疫疾病、生殖器有无畸形等。对于有畸形胎史者，在备孕时还可以做一下优生咨询，帮助患者采取正确的预防措施，降低由一些遗传因素造成的畸形胎的发病率，减少有害基因向子代传递的概率。

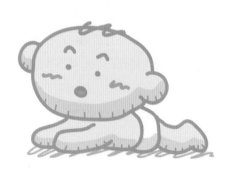

一胎为剖宫产者

剖宫产的产妇在产后较自然生产的产妇，恢复的时间较长，在准备怀二胎的过程中也会遇到诸如间隔时间、手术感染等问题。由于身体条件发生变化，在决定生二胎和二胎的分娩方式等问题上需慎重。

注意两次怀孕的间隔时间

一般来说，第一胎是顺产的妈妈，半年后即可做孕前检查，准备怀孕。而第一胎是剖宫产的妈妈应该间隔 2 ~ 3 年，待子宫壁瘢痕恢复好了之后再怀孕。如果女性剖宫产后子宫恢复良好或者女性自身恢复能力强的话，剖宫产后再怀孕的时间可以适当缩短。

剖宫产后再次怀孕的间隔时间较长，是因为胎儿的发育使子宫不断增大，子宫壁变薄，而剖宫产手术刀口处是结缔组织，缺乏弹力，间隔时间太短就怀孕，可能造成术后留下的瘢痕在妊娠末期或分娩过程中被撑破，引起腹腔大出血，

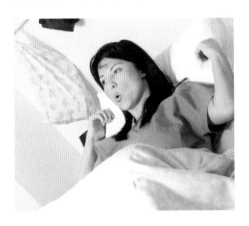

甚至威胁母体生命。而剖宫产后恢复时间越长，出问题的可能性会越小。

有研究表示，剖宫产后 18 个月内再怀孕的女性，跟两次怀孕间隔时间更长的女性相比，瘢痕破裂的可能性要高 3 倍。此外，两次怀孕的间隔时间较短，胎盘可能出现的问题也会增多，如剖宫产后 1 年内就再次怀孕，会增加发生前置胎盘和胎盘早剥的风险。

排查孕前病症

并非每个女性都适合再次怀孕，高龄带来的身体素质下降，瘢痕子宫带来的危险因素都是需要考虑的因素。一胎是剖宫产者，一旦再次怀孕，首先要确定是否有瘢痕妊娠，必要时短期内可复查 B 超，做到早诊断、早干预。为了避免因子宫恢复不理想导致的子宫破裂、分娩时大出血等危险，在决定生二胎后，一定要先去正规的医院检查子宫的恢复情况，排查孕前病症。

有常见疾病者

　　备孕期间不是所有的夫妻都能将身体调整到健康水平的，但也不是说只有完全健康才能够怀孕。不少有较为常见疾病的患者，经过医生指导，再加上备孕时多加小心，是可以怀上一个健康的宝宝的。

甲状腺疾病

➡️ 　患有甲状腺疾病的女性雌激素分泌过多，子宫内膜对雌激素的反应强，子宫内膜持续增生，导致月经过多和月经紊乱，甚至发生功能失调性子宫出血。如果病情得不到控制，卵巢激素的分泌和代谢受到阻滞，分解、灭活和清除过程加快，可能影响排卵。患有甲状腺疾病的女性应经过治疗，待病情稳定后再怀孕。多吃富含铁质和蛋白质的食物，如各种豆类及其制品、各类蔬菜和新鲜水果。因缺碘导致的甲状腺疾病者，需选用适量海带、紫菜等富含碘的食物。

肾脏疾病

➡️ 　患有肾脏疾病的女性，如果症状较轻，应经过合理的治疗，把水肿、蛋白尿等症状控制住，在医生的允许下才能怀孕；如果症状较重，严重影响了肾功能，则不宜怀孕，否则可能会导致妊娠高血压综合征，甚至引发流产、早产等，危及自身生命，导致肾功能衰竭和尿毒症等。患有肾脏疾病者，孕前一定要积极治疗，坚持科学饮水，可适量食用具有护肾利尿作用的食物。

心脏病

➡️ 　患有心脏病的女性应先得到医生的许可，然后再怀孕，否则到了怀孕晚期，由于身体负荷的加重，可能会出现心力衰竭。不仅如此，孕妇随着怀孕时间的增加还会出现心脏功能不全，从而导致流产、早产、胎盘功能不全等。另外，患有心脏病的女性在怀孕时还要注意休息，避免过度劳累。

糖尿病

➡ 糖尿病患者如果没经过治疗就怀孕，会加重病情的发展，怀孕后可能并发妊娠高血压综合征，如果不能得到及时的治疗，发生感染，很容易出现糖尿病酮症酸中毒，威胁自身和胎儿的健康。糖尿病患者的病情程度不同，应对措施也有所差异，例如轻型糖尿病患者，不用胰岛素就可以控制住血糖，可经过科学治疗后受孕。因此，糖尿病患者最好在怀孕前采用合理的饮食疗法及相应的药物治疗，在医生的监护下怀孕与分娩。

高血压

➡ 高血压也是导致孕妇出现妊娠高血压综合征的原因，孕后很难控制血压的急剧变化，病变过程中，可使胎儿在母亲体内因缺氧以及营养物质的减少，而导致自身宫内发育迟缓、流产、早产，严重者可出现胎死宫内的现象。高血压女性患者怀孕前应该积极治疗，平时坚持低盐饮食，少吃腌制品和脂肪含量高的食物，多吃含高蛋白的食物，加强锻炼，但运动强度不要过大。平时应避免疲劳过度、睡眠不足、精神压抑等不利因素的出现。

贫血

➡ 贫血是一种女性常见病，贫血的女性在怀孕后可能会因早孕反应而影响营养的吸收。怀孕期间，胎儿生长需要更多的营养，因此会加重孕妇的贫血。贫血直接影响孕妇的健康，更不利于胎宝宝的成长。严重贫血可致胎儿宫内发育迟缓，甚至出现早产或死胎等现象，更为严重的是使孕妇诱发贫血性心脏病、心力衰竭等。备孕前期就应做好防治贫血的措施，如果属于缺铁性贫血，可以通过饮食来减轻症状，可适当吃些豆制品、海带、木耳等，或者在医生的指导下服用铁剂，等待病情缓解后，方可怀孕。

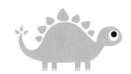

结核病

➡ 孕前患有结核病，怀孕后可致流产、早产，还会传染给胎儿。孕期也不适宜服用抗结核药物治疗，否则有可能影响胎儿的发育。结核病的治愈率很高，经过药物治疗后，还应定期进行健康检查，确认已经痊愈后，才能考虑怀孕。

急性传染病

➡ 当夫妻双方或一方患有急性传染病，如流行性感冒、风疹、病毒性脑炎、伤寒、麻疹等时，不宜受孕，一方面是了防止胎儿受到传染；另一方面是为了防止造成胎儿畸形。而且，在生病期间服用药物也可能影响胎儿的生长发育。

肝脏疾病

➡ 患有或曾经患过肝脏疾病的女性，怀孕前应在医生指导下做相应检查。因为肝脏在怀孕后的负担会增加，病情会加重，还容易出现妊娠高血压综合征。有些类型的肝炎，如乙型肝炎等，还可通过胎盘传播给胎儿。因此，肝脏疾病患者应在病情好转后，在医生的指导下怀孕，怀孕后一定要加强监护和保健。目前对此病的治疗方法较多，效果也不错，病情得到控制的概率很大。

肥胖症

➡ 肥胖症患者孕后容易导致妊娠并发症，比如妊娠糖尿病、妊娠高血压、先兆子痫等，怀孕期间比正常体重者更容易发生胎儿出生缺陷，还会提高发生巨大胎儿的概率、出生后低血糖的风险，导致胚胎的神经系统发育出现畸变，生出神经管畸形儿的概率大大高于体重正常者。男性肥胖症患者则可能存在睾丸激素水平低、精子质量差、生育能力下降等现象。此类患者在备孕期间，应养成健康、科学的饮食习惯，饮食尽量低糖、低盐、低油、含高纤维膳食等，更要加强运动和锻炼。

有妇科病症者

妇科疾病严重影响女性的怀孕能力，是女性最为常见的疾病，大部分女性或多或少都会有些妇科疾病。妇科疾病不仅会影响胎儿的发育，也是导致不孕的因素之一，为了女性自身的健康和顺利怀孕，应做好预防和治疗。

宫颈炎是常见的宫颈疾病之一。由于宫颈是精子进入子宫的唯一通道，如果患了宫颈炎，宫颈内黏液的黏度就会发生改变，可能导致精子很难进入子宫，影响精子的寿命。宫颈炎的治疗时间为1~3个月，主要采取局部治疗，常用的方法有外用药、冷冻疗法、激光疗法等，平时应注意外阴卫生，经期尽量不要有性生活。

宫颈炎

阴道炎是常见的妇科疾病之一，阴道炎较为严重者会影响女性生育，导致女性无法怀孕或是怀孕后容易流产。阴道炎有很多类，如滴虫性阴道炎、真菌性阴道炎、细菌性阴道炎等。由于炎症的存在，白带中含有病菌，会影响精子的活力及穿透能力，导致难以怀孕。患者孕前应先去医院检查，并经过治疗后再考虑受孕，如果治疗不彻底，孕后病情可能会加重，分娩时使胎儿受到病菌的感染。阴道炎通常只需10余天就可治愈。

阴道炎

附件炎是常见的女性疾病，主要是指输卵管和卵巢的炎症，其中以输卵管炎症较为常见，往往与卵巢炎、盆腔腹膜炎等并存且相互影响，一般有腹痛明显、白带增多等现象。女性患有附件炎若没有及时治疗，会引发一系列并发症，导致输卵管堵塞，影响女性的受孕能力。患有此病者，应避免性生活太频繁，保持阴部清洁，以防再次感染。在病情没有得到控制前，暂时不要受孕。

附件炎

盆腔炎

孕前患有慢性盆腔炎，如果长时间不治疗，很容易造成输卵管粘连，使输卵管管腔变得狭小甚至闭塞，导致精子或受精卵无法顺利到达子宫腔。盆腔炎还会损耗卵巢，使激素分泌紊乱，影响排卵，造成月经失调和不孕。盆腔感染后，常会有小腹隐痛、腰痛、白带增多等症状出现，孕前出现这些症状要及时检查并治疗。另外，还需在生活中注意卫生，避免生殖器官发生感染，可采用口服消炎药、中成药及理疗等方法治疗。患病后免疫力会下降，应注意营养的补充和日常锻炼。

子宫内膜炎

人工流产手术和放置宫内节育器都是导致子宫内膜炎的原因。急性子宫内膜炎如不及时治疗或治疗不彻底，可反复发作，严重的可影响子宫肌层。患此病时，不宜有性生活，以免引起炎症进一步扩散。慢性子宫内膜炎可引发并发症，一般与其他妇科疾病同时存在，是导致流产较为常见的原因。患者饮食上应以高蛋白、含多种维生素的食物为主，宜清淡，卫生用品要合格，不宜进行盆浴，以免感染，应治愈后再怀孕。

子宫肌瘤

虽然子宫肌瘤属于良性肿瘤，但也有发生恶性病变的可能，可对女性造成很大的危害，而年纪愈大的备孕女性，病变的可能性愈高。如肌瘤较大，孕期增大明显，可能在孕后发生流产、早产。在孕前应根据医生对子宫肌瘤的判断，再考虑怀孕，治疗期间注意观察月经周期的变化。

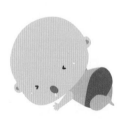

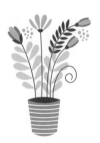

多囊卵巢综合征对女性最直接的危害就是造成排卵障碍和月经失调，很容易引起女性不孕。只要患者能够及早发现，并到正规医院严格按疗程进行治疗，遵守医生的嘱咐，治愈后怀孕的概率很大。患者孕前应注意起居，选择良好的环境休养，适当运动，不能过劳，尤其是在长期的治疗中，应当注意休息，保持体力，尽量避免被细菌、病毒等感染。患者的饮食宜清淡，营养要丰富，不宜吃辛辣、刺激的食物，少吃甜食、含饱和脂肪酸与氢化脂肪酸的食品，如各种家禽及家畜皮、奶油等。

多囊卵巢
综合征

长期月经不调的女性，经常会由于月经量过多或者经期不规则出血而导致失血性贫血。月经不调往往跟女性体内的内分泌失调有关，严重的会引起较为严重的疾病，导致不孕症的发生。月经不调的女性在备孕过程中应养成良好的生活习惯，尽量少吃辛辣的食物，在经期注意保暖，尽量少接触冰凉的东西，并注意经期个人卫生。有些月经不调的患者是因为精神受到挫折或压力而造成的，因此保持良好的心态非常重要。女性在平时也应避免过度减肥、熬夜、过度劳累等，在经期要静养，不要干重体力活或做剧烈运动。

月经不调

不洁的性生活容易感染性传播疾病，如梅毒、淋病等。女性感染性传播疾病可能会引起输卵管堵塞，如在患病期间怀孕，容易引起宫外孕；感染情况严重者需要做流产手术，否则可能在生产过程及产后传染给胎儿，使胎儿出现失明、失聪等情况。若患有性传播疾病，夫妻双方都应接受检查，及时治疗，以免延误病情。生活环境要保持洁净，用药和治疗期间不宜怀孕，除了少数病外，大部分性传播疾病可以通过治疗获得痊愈。

性传播疾病

五、备孕期常见问答

处在备孕期的夫妻通常都会有些紧张，不知道如何处理备孕过程中面临的问题，针对这种情况，有必要提前了解一些备孕期常见的问题，并根据实际情况进行解决。

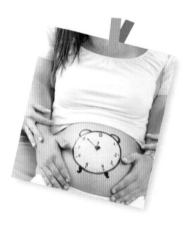

Q 采取过避孕措施的人如何准备怀孕

服用避孕药的女性应在停药一段时间以后再怀孕，具体停药时间应咨询计划生育专科医师。有些埋过避孕线的人在避孕线取出后，应先调理身体，恢复正常后再怀孕，一般应取出避孕线 2 个月后再考虑怀孕。取节育环后不宜马上要孩子，一般在取环后 3 个月要孩子较为合适，以便给子宫内膜一个恢复的时间。

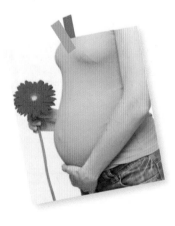

Q 备孕多久怀不上要去看不孕不育

在没有采取任何避孕措施的情况下，备孕 1 年内仍未能受孕者，就应该去医院检查是否患上了不孕不育。根据正常情况来看，备孕半年内约有 60% 的夫妻能够通过非计划的性生活而获得妊娠，一年之内约有 80%，另外 10% 在第二年。

Q 一胎顺利，二胎可能会怀不上吗

怀孕受到夫妻双方年龄、身体、环境等因素的影响，因此，即便生过一胎，二胎怀不上的可能性仍然存在，甚至有可能在备孕二胎期间患上不孕不育。这可能是由于夫妻双方年龄过大造成的，也有可能是夫妻一方出现了问题所致。如有的女性在生第一胎时身体没有完全恢复，或者在照顾一胎时过于劳累，从而造成难以怀孕。

Q 备孕期应保持什么样的性生活频率

孕前性生活直接关系到能否受孕，建议在孕前 3 个月内适当减少性生活次数，以每周 1 ~ 2 次为佳。因为这个阶段性生活频率过高，会导致精液量减少和精子密度降低，造成精子活动率和生存率下降，不利于受孕。到孕前 1 个月，夫妻已基本做好怀孕的准备，可适当增加性生活的次数。夫妻可在女性排卵期之前 5 ~ 7 天养精蓄锐，因为男性在一次射精后，要 5 ~ 7 天精子才能再度成熟和达到足够的数量。排卵日前后的一周内，夫妻应增加同房次数。

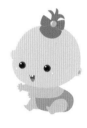

Q 停服避孕药后可服其他药物吗

很多药物中的某些成分会影响胎儿的生长发育，停用避孕药后，某些药物也应停止服用，以免影响受孕和导致胎儿畸形。因病不能停药的女性是否能安全备孕，应咨询专科医师。

Q 备孕期检查牙齿有必要吗

牙齿疾病在孕期容易加重和复发，因此孕前应去医院做一个全面的牙齿检查，尤其是针对牙周和智齿等。因为患有牙周炎的女性在孕期病情通常会加重，而孕期又不能随意用药，所以会造成疼痛难忍，增加孕妇的身体负担。

备孕期间应该熟练掌握科学验孕的方法，并提前购买验孕的工具，以免怀孕后措手不及。在家验孕一般会用到验孕试纸，验孕的时间在排卵期同房后的 14 天左右，如果当月月经没有如期来临，还有其他怀孕的轻微症状时，可以试着验一下。为了提高验孕的准确性，验孕前应先读懂说明书，掌握正确的使用方法，然后按照说明书去做。还应特别注意试纸和包装盒上的生产日期，过期的不要使用，因为验孕试纸含化学物品，时间长了就会失效。

新婚之际，夫妻感情好，性生活多，不少人认为是怀孕的好时机，其实不然。新婚之际，新人通常会忙于应酬，情绪始终处于亢奋状态，体力消耗较大，人会变得有些疲劳、内分泌失调，会影响精子和卵子的质量。新人在婚礼上一般会饮酒，甚至吸烟，烟酒中的有害物质也可直接或间接地损害发育中的生殖细胞。受损害的精子和卵子结合，就可能造成胎儿畸形，也容易引起流产、早产或死胎。因此，新婚后不宜马上怀孕。

有少数女性会在两次月经中间出现少量阴道出血，一般持续半天或几天，如果只是偶尔性的，在出血量极少、时间也不长的情况下，是可以进行性生活的，且不会影响受孕。不过要注意性交时的卫生，避免感染炎症。如果女性经常在排卵期出血，并且出血量多，建议暂时不要进行性生活，应去医院诊治，并在医生的指导下准备怀孕。

很多人把宠物作为家庭的一员，但其实不少宠物身上都有寄生虫，比如弓形虫，尤以猫、狗身上为常见。人在与宠物的亲密接触中，可能会感染，进而影响怀孕，或造成孕后胎儿发育畸形和智力低下等。人体感染寄生虫的途径主要有三个，一是在和宠物嬉戏玩闹时，身体的部位被宠物舔到而发生感染；二是在处理宠物粪便时被感染；三是宠物的粪便在干燥后，其中的气溶胶会随风飘散，可经由呼吸道进入人体，之后通过血液播散到全身，使人感染上弓形虫病等。因此，为了保险起见，备孕期间，夫妻最好不要饲养宠物，如果已经养了，应暂时将宠物寄养在别处。

并不是所有疫苗都要在孕前接种，应该具体问题具体对待，如果不考虑自身情况随意接种，不仅不能起到预防作用，还会产生不良反应。像乙肝疫苗和风疹疫苗一般需要在怀孕前注射，但并不是所有准妈妈都需要注射。备孕期间，应该到医院做肝功能和风疹检查，再决定是否注射疫苗。如果检查的结果显示，肝功能或风疹的病毒中多种标记均为阴性，就说明准妈妈体内没有保护性抗体，因而可以注射疫苗。如果检查结果呈抗体阳性，就表示有保护性抗体，不需要再接种疫苗了。疫苗至少要提前 3 个月注射，因为疫苗在人体内大约需要 3 个月的时间才能产生抗体。

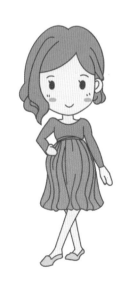

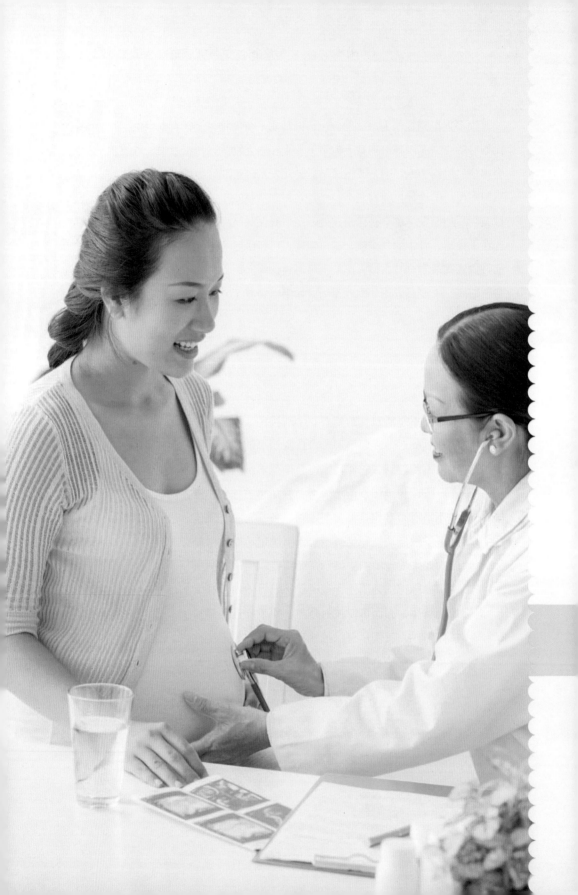

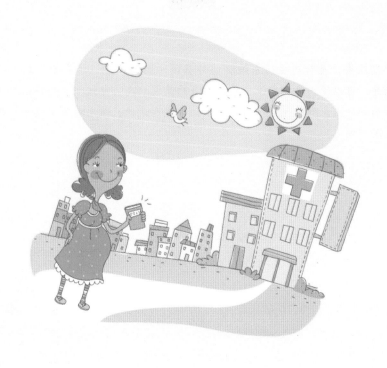

Chapter 2

孕前检查，帮你排除孕育隐患

计划要宝宝了，做个孕前检查十分必要。通过了解自身的身体状况，查找和排除孕育隐患，才能顺利孕育。宝宝是爱的结晶，需要夫妻双方的共同努力，孕前检查，双方都要做。做孕前检查也是怀上优质宝宝的必要准备。

一、孕前检查，为优生优育保驾护航

孕期检查，是针对生殖系统和遗传基因所做的检查。孕前检查配合优生优育指导，可以使夫妻双方了解孕前自身的健康状况，查找相关的高危因素，对可能影响优生优育的因素进行孕前干预，减少流产、胎儿畸形和妊娠期并发症等状况的发生。

了解自己的身体状况，为好孕做准备

男女双方的身体状况直接决定精子和卵子的质量，是优生优育的关键因素。只有通过孕前检查，了解了自己的身体状况，才能为"好孕"做好准备。

有很多遗传性疾病，平时在生活中并不容易被人们发现。也就是说，夫妻双方或者一方很有可能并不知道自己的健康状况到底如何。有些夫妻平时表现正常，实际上却是某种遗传病的基因携带者，如果孕前没有做好相关的检查，很有可能将这一遗传病传给下一代。例如有的白化病患者，其父母同常人一样，可患者本人却表现出皮肤偏白、毛发淡黄和智力发育障碍等症状。并且，对于现阶段来说，很多遗传病患儿出生后，没有

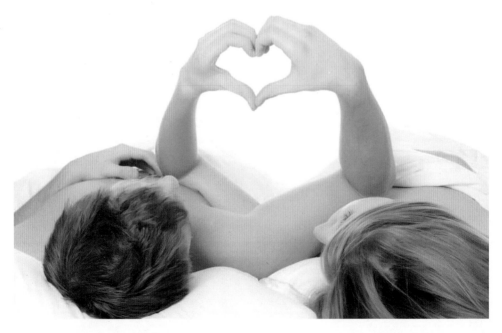

很好的手段能够根治。因此，遗传病重在预防，有必要采取各种检查手段，了解夫妻双方的身体情况，以杜绝遗传病患儿的出生，这样才能达到优生优育的目的。

夫妻双方身体状况良好，是孕育健康宝宝的基础。建议备孕夫妻选择正规的医疗机构做孕前检查，通过相应的检查，医生会对夫妻双方的身体健康状况做出详细的评估。夫妻双方可以根据医生的建议和指导，把握适宜的怀孕时机，并在饮食和生活上做出相应的调整，为孕育健康宝宝打下坚实的基础。

婚前检查或普通体检不能代替孕前检查

尽管孕前检查对于孕育健康宝宝来说十分重要，但是有些人还是没有给予足够的重视。很多人认为，自己在单位每年都会进行体检，身体状况各方面都很健康，不需要重复做一次孕前检查。其实，一般的体检并不能代替孕前检查。一般体检主要包括肝功能检查、血常规化验、尿常规化验、心电图检查等，以最基本的身体检查为主，但孕前检查侧重的是生殖系统以及与之相关的免疫系统、遗传病史等的检查，两者并不能等同。

同样的，婚前检查也不能代替孕前检查。婚前检查是指结婚前对男女双方进行常规体格检查和生殖器检查，以便发现疾病，保证婚后的生活质量。婚前检查的内容包括婚前医学检查、婚前卫生指导和婚前卫生咨询，具体包括血常规、胸部X线片、乙肝"两对半"、尿常规检查、艾滋病毒检查、地中海贫血一套、白带常规等项目；可筛查传染性疾病如乙肝、梅毒、艾滋病；还可筛查出遗传性疾病，地中海贫血的基因携带，感染性疾病、泌尿生殖系统炎症如滴虫病、念珠菌病等。

孕前检查基本上可以涵盖婚前检查的内容，如体格检查、生殖器检查、慢性疾病检查等。但是，像唾液、染色体等检查，可以排除女性巨细胞病毒感染、男性染色体平衡异位，这些在婚前检查中是没有的。而且，很多新婚夫妇婚后并没有马上要小孩。即使婚前检查正常，到怀孕时夫妻俩的健康状况也可能已有变化。因此，不能认为做过婚前检查就可以省略孕前检查了。

怀孕前夫妻双方一定要做一次全面的孕前体检，包括体重检查、血压测量、心电图检查、传染病检查、血常规化验、尿常规化验、肝功能检查、生殖系统检查、染色体检查等，通过这些检查可以了解备孕夫妻的身体是否具有怀孕的条件，及时发现问题并做好治疗。

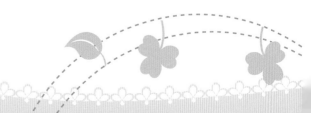

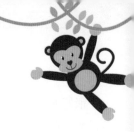

孕前检查的重要性

避免异常妊娠

孕前检查可以了解子宫颈情况，有效避免不必要的流产和宫外孕等异常妊娠情况的出现，是保证优生优育的重要措施。

排除不孕

孕前检查可以了解女性的排卵能力、雌激素水平、自身免疫情况，若影响怀孕可及时发现，及早治疗，有利于排除不孕。

考虑女方是否能承受孕产全程

当女方患有肝炎、心脏病、肾脏病、高血压等疾病时，轻者可在医生的指导下怀孕，重者要请专科医生会诊，如不适合怀孕，应该在避孕情况下积极治疗。

避免有遗传疾病或出生缺陷的婴儿出生

如果家族中有遗传病史、不明原因的自然流产史、分娩异常儿史等，做遗传方面的咨询和检查非常有必要。

及时调整身体状态

通过孕前检查的结果来判断身体素质，并及时调整身体状态，以最佳的状态来孕育宝宝。

在孕前检查中，除了基本的健康检查，医生还需要做以下几方面。

了解诊疗史和家族遗传史，看看有没有会影响怀孕的问题。孕检之前，夫妻双方最好备好自己的诊疗史和家族遗传史资料。

确保怀孕前身体的生化指标稳定，激素处于最佳平衡状态。

就如何控制慢性病提出建议。除非医生建议，否则不要因为某种慢性病（如免疫性疾病、糖尿病、情绪障碍等）而推迟怀孕。有时女人怀孕时身体的激素和生化指标的变化对已存在的疾病具有改善作用。

了解免疫接种情况。医生可能会安排各种抗体效价检查，判断是否需要注射免疫加强针。因此，看医生前最好带上接种记录，尤其是过去 10 年里的接种情况。

另外，一个完整的孕前检查，不仅应该包括全科检查，还应该包括牙科检查。孕前要确保牙龈和牙齿健康，如果孕前没有根治牙龈或牙齿方面的疾病，怀孕后的激素变化可能会让状况变得更糟糕；牙龈炎或牙周炎会使引发炎症的生化物质和细菌进入血液，这样就有可能危及胎儿。

遗传与优生咨询，对遗传性疾病说"不"

如果夫妻有了孕育宝宝的计划，建议去医院做优生咨询，即向优生专家详细说明夫妻双方现在的身体健康状况，并且把家庭其他成员的健康状况也与医生讲清楚。如果确认有家族病史的话，就要及早找出解决方案，从而保证孕育出健康的宝宝。

一般有以下情况之一的，应该进行咨询。

- 生育年龄的夫妇，原发不孕不育者。

- 有习惯性流产、早产、死产、死胎史者。

- 夫妻双方或一方是遗传病患者或致病基因携带者。

- 大龄女性（年龄超过 35 岁）和曾生育过畸形儿的女性。

- 夫妻两人有血缘关系的。

- 夫妻双方或一方有遗传病家族史的。

- 夫妻双方或一方有致畸因素接触史（药物、病毒、射线、烟、酒等）者。

- 曾患过其他疾病的女性。

如果检查出患有某种疾病，则要判断是否能怀孕，以及所患的疾病是遗传而来还是基因突变造成的。医生会对遗传性疾病做出遗传方式的判断，最后提出优生方案。

遗传性疾病可以分为多基因遗传性疾病和单基因遗传性疾病。多基因遗传性疾病是遗传信息通过两对以上致病基因的累积效应所致的疾病，其遗传效应较多受环境因素的影响。单基因遗传性疾病是指受一对等位基因控制的遗传性疾病，可以分为三类：隐性遗传性疾病、显性遗传性疾病和伴性遗传性疾病。

隐性遗传性疾病

致病基因在常染色体上，基因性状呈隐性。此种遗传病父母双方均为致病基因携带者，故多见于近亲婚配者的子女。子代有1/4的概率患病，子女患病概率均等。常见疾病有先天性青光眼、先天性聋哑、甲状腺功能减退、白化病、苯丙酮尿症。

显性遗传性疾病

致病基因呈显性，且位于常染色体上。显性遗传性疾病发病的特点是具有明显的家族病史，如果患者的双亲之一是显性遗传性疾病患者，那么很可能连续几代人都会患此病。常见的显性遗传性疾病有多指（趾）、并指（趾）、视网膜母细胞瘤、视神经萎缩、先天性软骨发育不全、先天性眼睑下垂等。

伴性遗传性疾病

伴性遗传性疾病是指伴随着性别而遗传的疾病。伴X染色体的显性遗传性疾病病种较少，女性的发病率高。如果男性患病，则他的女儿会患病，常见病有家族性遗传肾炎。伴X染色体的隐性遗传性疾病，常见病有血友病、色盲。伴Y染色体的遗传性疾病，这类疾病的特点是致病基因在Y染色体上，因此只会遗传给儿子，如外耳道多毛等。

遗传性疾病具有发病率高、遗传性强、终身伴有的特点。备孕夫妻中，无论是哪一方患有遗传性疾病，都需谨慎，尤其是患有显性遗传性疾病。如果经医生分析，后代的发病率非常高，那么最好避免生育。另外，近亲结婚也是需要严格禁止的，因为近亲结婚会大大增加遗传性疾病的发病率。近亲结婚所生的子女中，智力低下者比非近亲结婚的后代高出近四倍。

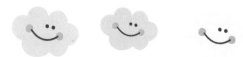

二、迎接宝宝到来，要做哪些检查

明确了怀孕的目标之后，下一步要做的就是制订一个详细全面的孕前检查计划。为了以良好的身心状态迎接宝宝的到来，男女双方各需要做哪些检查呢？

孕前 3 ~ 6 个月需开始检查

为了得到相对准确的检查结果，也为了留出足够的时间给夫妻双方来调整身体状况，新婚夫妇一般要在孕前 3 ~ 6 个月开始检查。特别是女性的检查时间更需要准确把握，以下是女性孕前检查的项目及时间点列表。

产检项目	检查时间
生殖系统	孕前半年
妇科检查	孕前任何时间
优生四项	孕前3个月
肝功能	孕前3个月
口腔检查	孕前3个月
内分泌	孕前半年
血常规、血型	孕前3个月
心电图	孕前3个月
身高、体重	孕前3个月
血压	孕前3个月
甲状腺功能	孕前3个月

男性育前检查同样建议在育前 3 ~ 6 个月进行，以便及早掌握男人的身体情况，排除不利于优生优育的因素。如男性精液检查，可以提前预知精液是否有活力或是否少精、弱精。如果精子活力不够，则要从营养上补充；如果出现少精子症，则要戒除不良习惯，如抽烟、酗酒、穿过紧的内裤等；如果是无精子症，则要分析原因，决定是否采用辅助生殖技术。

孕前检查的意义在于防患于未然，及时发现问题，积极采取措施，对身体进行调整，为顺利受孕、生产提供保障，同时可解决心理上的种种担忧，备孕的夫妻们需要引起重视，按时接受检查。

男女都要检查的项目

孕育是夫妻双方共同完成的，孕前检查两人都要做。男性和女性不同的生理特征决定了检查项目的不同，但双方也有相同的检查项目。

检查项目	检查目的	注意事项
肝功能检查	了解目前的身体状态和营养状况，有无肝脏疾病	需要空腹采血，检查前1晚不应吃得太过油腻
传染病检查	检测是否患有乙肝、丙肝、艾滋病、梅毒	
血常规化验	了解有无贫血及其他血液系统疾病	
尿常规化验	了解肾脏状态，确认有无泌尿系统感染、肾脏疾病和糖尿病	尿样以早晨起来第1次尿液为佳
生殖器检查	了解是否患有生殖系统疾病或性传播疾病	
染色体检查	检查遗传性疾病，减少由染色体异常而导致的缺陷儿出生的概率	

女性孕前检查项目及其意义

女性的孕前检查项目有很多，需引起女性的重视，下面的表格中列出了检查项目及其检查内容和目的，可供参考。

检查项目	检查内容	检查目的
生殖系统	子宫及附件	了解子宫、卵巢的发育情况，输卵管内是否有积水、肿块，是否有其他异常
妇科检查	通过白带常规筛查滴虫病、真菌病、支原体感染、衣原体感染、阴道炎症以及淋病、梅毒等性传播疾病	检查是否有妇科疾病及性传播疾病，如果有，最好先彻底治愈，再怀孕

（续表）

检查项目	检查内容	检查目的
TORCH（优生四项）	风疹、弓形体、巨细胞病毒和单纯疱疹病毒4项	检查是否感染上病毒及弓形体
肝功能	分大、小肝功能两种，大肝功能除了乙肝全套之外还包括血糖、胆汁酸等项目	如果母亲是肝炎患者，怀孕时需要做一些预防措施，以免把肝炎病毒传染给宝宝
尿常规	尿色、酸碱度、尿蛋白、尿比重、管型、尿糖定性	10个月的孕期对母亲的肾脏系统是一个巨大的考验，身体的代谢增加，会使肾脏的负担加重，孕前检查有助于肾脏疾病患者的早期诊断
口腔检查	如果牙齿没有问题，只需洁牙就可以；如果牙齿损坏严重，就必须提前治疗	避免孕期牙齿疾病对孕妈妈和宝宝的不良影响
内分泌	包括促卵泡激素、黄体酮生成激素等	月经不调等卵巢疾病的诊断
血常规、血型	白细胞、红细胞、血沉、血红蛋白、血小板、ABO血型、Rh血型等	检查是否患有地中海贫血、感染等，也可预测是否会发生血型不合等
心电图	心脏情况	排除先天性心脏病等
身高、体重	测出具体数值	评判身高、体重是否达标
血压	血压正常数值：收缩压——小于140毫米汞柱，舒张压——小于90毫米汞柱	若孕前及早发现血压异常，及早治疗，有助于安全度过孕期
甲状腺功能	促甲状腺激素（TSH）、游离甲状腺素（FT_4）、甲状腺过氧化物酶自身抗体（TPOAb）	排除孕期甲状腺疾病加重的风险，保障后代神经和智力发育

这里需要着重介绍的是 TORCH，即优生四项检查。TORCH 是弓形虫（TOX）、风疹病毒（RV）、巨细胞病毒（CMV）、单纯疱疹病毒（HSV）的英文缩写。TORCH 中的第二个字母"O"也可以解释为其他病原体，如柯萨奇病毒、B 族链球菌、乙型肝炎病毒等，这些都是造成新生儿出生缺陷的重要环境生物因素。

经典的 TORCH 感染在围生医学中称为 TORCH 综合征，是一组以胎儿中枢神经系统受损为主，多器官受累的临床综合征，包括小头畸形、脑积水、脑内钙化、迟发性中枢神经系统障碍、耳聋、白内障、视网膜脉络膜炎、先天性心脏病、肝脾肿大、骨髓抑制、胎儿宫内发育迟缓等。

弓形虫感染是一种人畜共患疾病，猫与其他动物是传染源。后天感染轻型者常无症状，但血清中可查到抗体；重型者可引起各种症状，如高热、肌肉或关节疼痛、淋巴结肿大等；通过胎盘宫内感染者可引起死胎、早产，出生后可表现一系列中枢神经系统症状以及眼、内脏的先天损害。

风疹病毒属于一种小型核糖核酸（RNA）病毒，人类是其唯一的宿主，而风疹患者是唯一传染源。妊娠妇女感染后，可通过垂直的方式使胎儿致病。孕妇感染风疹病毒，除可致流产、死亡外，所生婴儿还可发生先天性风疹综合征。

巨细胞病毒在全世界广泛分布，人类对巨细胞病毒有广泛的易感性，是唯一宿主，多数人一生中都感染过巨细胞病毒，但多为无症状的亚临床感染。

单纯疱疹病毒主要引起疱疹性龈口炎、疱疹性湿疹、疱疹性角膜炎、疱疹性结膜炎、新生儿疱疹、疱疹性外阴阴道炎等。

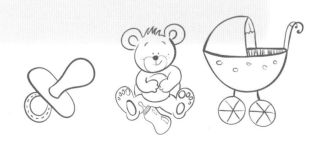

男性育前检查项目及其意义

男性的健康对优生优育十分重要，男性育前检查必不可少。备育男性主要检查生殖系统、精液等。

生殖器官检查

检查部位	检查内容
阴茎	有无严重的包茎、硬结、炎症、肿瘤或发育异常
尿道	有无瘘孔、下裂、硬结
前列腺	经肛诊可检查其大小，有无硬结、肿物
睾丸	测量其大小、触诊硬度，有无硬结、压痛、肿物，是否为隐睾
精索	触摸其中输精管的硬度，有无结节、压痛，有无精索静脉曲张

💜 精液分析

精液检查主要检查精子的活动度、畸形率、精子总数等。当有前列腺炎、精囊炎、附睾炎或者精子偏少、精子畸形率高时，都需要积极治疗。精液的质量直接影响受精卵的质量。精子计数是衡量生育能力的重要指标，正常男性每次排精 2～5 毫升，少于 1 毫升则属于不正常。正常精液为灰色或乳白色，有特殊腥味。刚射出的精液是稠厚的胶冻状，3～30 分钟之后液化，变为稀薄的液体。如果精液超过 30 分钟不液化，则多见于前列腺和精囊疾病患者。如果精子质量不好或者数量不足，受精卵异常的概率就很大。

💟 体外异种授精实验

即使常规精液分析完全正常，也不能完全代表精子的受精能力正常。体外异种授精实验可更准确地判断精子的受精能力，对判断男子生育力极具价值，常用人的精子穿透仓鼠的卵子的异种授精实验，以正常生育者的精子作为对照。

💟 前列腺液检查

正常为乳白色、偏碱性，有炎症时白细胞数目增加，甚至会见到成堆的脓细胞，需及时就医，否则会影响精子的正常功能，间接导致男性不育。

💟 免疫学检查

通过精子凝集试验或制动试验检测血清或精浆中的精子凝集抗体或制动抗体。检测方法有多种，应因地制宜选用。

💟 多普勒超声检查

有助于进一步确认有无精索静脉曲张。

💟 睾丸活检

用于无精子或者少精子症，直接检查睾丸曲细精管的生精功能及间质细胞的发育情况，局部激素的合成和代谢可经免疫组化染色反映出来。

💟 染色体核型分析

用于检查外生殖器官畸形、睾丸发育不良以及原因不明的无精子症。

💟 X 线检查

为确定输精管道的梗阻部位，可采用输精管造影、附睾造影、精囊造影或尿道造影等，高催乳素血症者摄蝶鞍 X 线断层片（正、侧位）以确定有无垂体腺瘤。

💟 内分泌检查

通过促性腺激素释放激素或者克维米芬刺激试验可以了解下丘脑 - 垂体 - 睾丸轴的功能。测定睾酮水平可以直接反映间质细胞的功能。如果有必要可测定甲状腺激素或肾上腺皮质激素。

高龄产妇孕前检查的特殊项目及其意义

高龄产妇是指年龄在 35 岁以上第一次妊娠的产妇，或受孕时 34 岁以上的产妇。现代社会的激烈竞争，使得不少职业女性不知不觉放慢了成家、生育的脚步，等到想要怀孕生子的时候，已经迈进了高龄产妇的门槛。不论是男人还是女人，生殖力都会随年龄增长而逐渐减弱。女人最理想的生育年龄在 25～30 岁，过了 35 岁再选择怀孕，受孕概率变小，且自然流产率增加；患妊娠高血压、妊娠糖尿病等疾病的风险增加；发生前置胎盘的概率也会增加，从而加大了出血风险。

另外，高龄产妇体内优质的卵子相对减少，可能存在输卵管炎症、子宫内膜异位症或者子宫肌瘤等疾病，使精子和卵子不能顺利结合，或受精卵质量下降，从而造成不孕、流产、宫外孕的概率增多，胎儿宫内发育迟缓和早产的可能性也比较大。因此，不建议女性朋友高龄妊娠。如果选择成为高龄产妇，就要比年轻妈妈更加细心地进行孕前准备和检查。

造成流产的常见因素有环境因素、遗传因素、生殖器官畸形或疾病、感染、内分泌因素、免疫因素等。因此，建议 35 岁以后准备当妈妈的女性朋友做以下几个方面的检查。

遗传方面

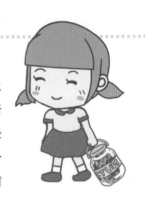

可抽血检查染色体、血型、基因分析。35 岁以上的高龄孕妇卵母细胞有所老化，细胞受精分裂过程易畸变。因此，她们的胎儿发生唐氏综合征的概率，比年轻孕妇高很多。唐氏综合征又叫做 21 三体综合征，是一种染色体异常导致的疾病。随着孕妇年龄的增长，患病率呈增高的趋势——35 岁的孕妇生育患儿的风险率为 1/400，比小于 30 岁的孕妇生育患儿的风险增加了 2.5 倍；42 岁的孕妇生育患儿的风险率为 1/60；46 岁的孕妇生育患儿的风险率高达 1/20，增加了 50 倍，但通过染色体检查就可查出异常情况。而遗传性耳聋、地中海贫血和新生儿遗传代谢病等都可以通过基因检测进行分析确诊。

生殖器方面

可以做B超了解子宫体、子宫颈、卵巢、输卵管的情况。主要是确认是否患有子宫内膜癌、卵巢癌、子宫颈癌等疾病或存在其他异常情况。

感染方面

需做白带和血液检查，以排除滴虫、真菌、HPV（人乳头瘤病毒）、支原体、风疹病毒、巨细胞病毒感染。

免疫方面

可抽血查抗精子抗体（AsAb）、抗子宫内膜抗体（EMAb）等。抗精子抗体是一个复杂的病理产物，男女均可罹患，其确切原因尚未完全明了。男性的精子、精浆，对女性来说皆属特异性抗原，接触到血液后，男女均可引起免疫反应，产生相应的抗体，阻碍精子与卵子结合，导致不孕。抗子宫内膜抗体是以子宫内膜为靶抗原并引起一系列免疫反应的自身抗体。有报道表明，在子宫内膜异位症及不孕妇女的血中，抗子宫内膜抗体的阳性率比正常对照有显著性增高，其中在子宫内膜异位症血清中，EMAb的检出率可达80%。

内分泌方面

可抽血查甲状腺功能、血糖、性激素等。

环境方面

可做微量元素检测或对有异味的环境进行检测。

高龄产妇在孕前做好检查措施是非常必要的。高龄产妇在分娩时会比正常孕妇风险高一些，但只要做好孕前的准备工作，就可以大大降低风险。

孕前检查的注意事项

男女双方只有在做好准备的情况下，才能保证检查的正常进行，并使检查的结果更准确。而只有当检查如实地反映了自己的身体状况时，才可以以此为依据合理调整、规划怀孕。

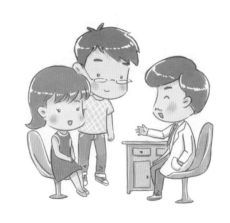

女性孕前检查注意事项

1　肝功能、血糖、血脂检查要求空腹，乙肝五项和血常规不要求空腹。要安排好检查的先后顺序。

2　女性检查应避开月经期。一般来说，医生会建议女性在经期结束后 2 ～ 7 天检查，因为有些检查如排卵检测、阴道分泌物化验要避开经期。

3　在进行检查的前 3 天不要有性生活，检查前 1 天注意休息，保证精力充沛，注意不要清洗阴道。

4　体检前 3 ～ 5 天饮食清淡，不要吃猪肝、猪血等含铁量高的食物。

5　妇科（经腹）B 超检查需要在膀胱充盈的前提下进行，因此做 B 超之前要憋尿。

男性育前检查注意事项

1　男性在做检查之前，要注意保证规律的生活方式，避免熬夜，劳逸结合，适当进行体育锻炼，饮食要注意营养全面、均衡，多吃富含优质蛋白质的食物，尽量避免吃高脂、高糖、高蛋白的食物。

2　检查前 3 ~ 5 天不能有性生活，禁欲时间太短或太长都有可能影响精子的品质。

3　体检前一天应洗澡，保证身体清洁。

不要忽视重要病史陈述

病史是医生判断检查者健康现状的重要参考依据，如备孕夫妻记不住所服药物的名称，可以把药盒带来给医生辨认。病史陈述要力争做到客观、准确，重要疾病不可遗漏。如有流产史，要告知医生流产的次数以及恢复情况；家族内有明显的遗传病患者或分娩过先天缺陷儿的一定要如实告知。如果有高血压等慢性病，其发生、发展及治疗经过也要告知医生。

不要随意舍弃检查项目

孕前检查项目中有基本项目，但更重要的是包含了一些针对生殖疾病和遗传病方面的特殊检查项目，用来判断备孕夫妇的身体是否存在对孕育胎儿不利的因素。有的备孕夫妻可能会因为怕麻烦而舍弃该项检查，若真的有病变，很可能就因此失去了最佳治疗时机，因此不能随意舍弃。

选择性检查项目

孕前检查的项目很多，但是并非所有的备孕夫妻都有必要把这些项目全部检查一遍，可以根据自身情况进行选择性的检查。

1. 染色体检查： 一般有家族病史的夫妻会自觉地向医生咨询。如果之前没有分娩过异常的宝宝，也没有家族病史，那么该项目就可不用做了。之前分娩过异常宝宝的，需要做好检查，在怀孕之后也要配合医生做好进一步监测。

2. ABO 溶血： 有的医院会给夫妻二人做 ABO 溶血检查，其实大多数夫妻的血型配对是不会出现溶血的。有过溶血史的人发生该症状的概率相对会高一些。如果妻子是 O 型血，丈夫为 A 型、B 型、AB 型血则有一定的风险，不过这种风险依然很低，可以通过筛查红细胞抗体进一步确定。

3. 口腔检查： 如果妻子的牙齿一向健康，那么只需做个普通检查即可。但是如果有牙龈炎的症状，就要提前做治疗。因为口腔疾病的药物不适合在孕期服用，并且怀孕期间的口腔疾病容易扩散，甚至会影响心脏。

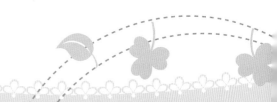

三、私人医生知心话：疫苗接种很重要

女性在怀孕期间，为了避免胎儿受到病毒的影响，一般不接种疫苗，因此，怀孕前接种疫苗就非常必要。孕前接种疫苗可以提高身体免疫力，防病强身，减少胎儿孕期和出生后感染病毒的概率。

孕前接种疫苗很有必要

女性在怀孕前要接种疫苗，似乎是一件挺新鲜的事。因为接种疫苗的一般都是儿童，他们年龄小、抵抗力差，需要借助疫苗以增强免疫力，预防疾病，如麻疹、百日咳、白喉、破伤风、脊髓灰质炎、肝炎、水痘、肺炎……那么，育龄妇女在怀孕前为什么要接种疫苗呢？主要是为了保证胎儿正常发育，减少病残儿的出生。

就拿先天性心脏病来说，这是一种严重的先天畸形，给小儿的发育带来极大的危害，也会给家人带来沉重的精神压力和经济负担，而预防办法就是接种风疹疫苗。因为先天性心脏病的发生虽然是由多种因素决定的，但风疹病毒的感染是致发先天性心脏病的主要因素。

据有关研究发现，若妇女在怀孕一个月内感染风疹，胎儿先天性心脏病的发生率达60%以上；若在怀孕的第二个月感染风疹，胎儿先天性心脏病的发生率为33%；若在怀

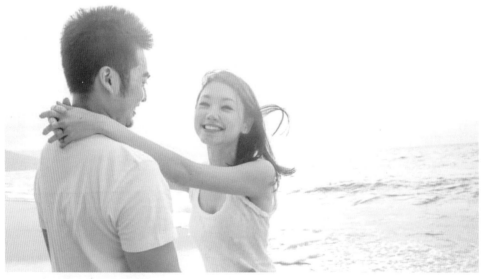

孕的第三个月感染风疹，胎儿先天性心脏病的发生率为 5% ~ 7%。风疹病毒导致胎儿先天缺损的除心脏外，还有先天性眼病、血小板减少性紫癜、肝脾肿大、耳聋、痴呆等。

最可怕的是，2/3的风疹是隐性感染，也就是说，虽然已经感染了风疹病毒，但孕妇没有任何症状，而胎儿却已受到严重的损害。

如 1964 年美国发生风疹大流行，结果有 2 万多名先天性畸形的婴儿降生，并有 3 万例胎儿死产和自发性流产。而接种风疹疫苗后，即可有效地阻止风疹病毒的感染，从而保护胎儿不受侵害。

疫苗分类

目前疫苗可分为减毒活疫苗、死疫苗和基因重组疫苗三类。

减毒活疫苗是用弱毒或无毒、但免疫原性强的病原微生物及其代谢产物，经培养繁殖后制成的，能获得长期或终身保护的作用。这类疫苗，怀孕期间最好不用。

死疫苗是经过处理后的死病原菌，利用其抗原性，引起机体免疫反应，产生保护性抗体，要反复注射几次才能起到长期保护的作用。这类疫苗接种后不会影响胎儿，孕妇在需要时也可接种。

基因重组疫苗是将病毒的部分基因片断整合到其他微生物中，让它不断地复制，产生该病毒的抗原部分，所组成的疫苗。这类疫苗同样可以使机体产生抗体，又对机体无不良反应。

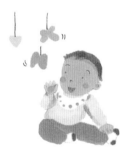

为什么最好在孕前而不是孕期接种疫苗

对于正处于发育阶段的胎儿来说，任何一点不良影响都可能造成伤害，包括在孕期注射的疫苗。尽管有的疫苗对机体无不良反应，不会影响胎儿，但为了尽量避开药物对胎儿的影响，应该在怀孕之前的一段时间内注射疫苗，这样对胎儿来说才最安全。

选择合适的疫苗接种

　　建议备孕女性在孕前最好能接种两种疫苗，即风疹疫苗和乙肝疫苗。因为孕妈妈一旦感染上了这两种疾病，病毒就会垂直传播给胎儿，造成严重的影响。

♥ 乙型肝炎疫苗

　　我国是乙型肝炎（简称乙肝）高发地区，被乙肝病毒感染的人群高达 10%。母婴垂直传播是乙型肝炎重要的传播途径之一。胎儿一旦被传染，85%～90% 会发展成慢性乙型肝炎携带者，其中 25% 会在成年后转化成肝硬化或肝癌，因此需要及早预防。如果你没有任何慢性疾病，到目前为止还很健康，那么你应该在计划怀孕前 9～10 个月注射乙肝疫苗。

注射时间	效果
乙肝疫苗需要数个月的时间才能产生病毒抗体，因此宜注射 3 次，时间从第一针算起，在此后 1 个月时注射第二针，6 个月时注射第三针。	免疫率在 95% 左右，有效期达 7 年以上。如果有必要，可以在注射疫苗 5～6 年后加强注射一次。

♥ 风疹疫苗

　　风疹病毒感染是目前发现的主要的导致先天畸形的因素之一。风疹病毒可以通过呼吸道传播，其危害主要发生在孕早期。有 25% 的孕早期风疹患者会出现先兆流产、胎死宫内等严重的后果，也可能导致胎儿出生后出现先天性畸形、先天性耳聋等。有些感染了风疹病毒的婴儿并不是出生后立即出现先天性风疹综合征的症状，而是在出生后数周、数月，甚至数年后才逐渐显现出来。最好的预防方法就是怀孕前注射风疹疫苗。

注射时间	效果
接种疫苗后至少应避孕 3 个月，以免疫苗在孕早期导致感染。为了保险起见，建议提前 8 个月注射风疹疫苗，并在 2 个月后确认体内是否有抗体产生。但是如果已经怀孕，就不应该再接种。	疫苗注射有效率在 98% 左右，可以维持 10 年以上。

💟 甲型肝炎疫苗

甲型肝炎（简称甲肝）病毒可以通过水源或饮食传播，而妊娠期由于内分泌的改变和营养需求的增加，肝脏负担加重，抵抗病毒的能力有所减弱，极易受感染。建议高危人群（经常出差或者经常在外面吃饭，尤其是在卫生条件较差的地区）在孕前注射疫苗预防甲肝。

注射时间	效果
一般使用死疫苗，共注射两支，间隔 6 个月，应该在孕前 9 ~ 10 个月进行。	免疫率几乎达到 100%，免疫时效为 20 ~ 30 年。

💟 水痘疫苗

孕妇在孕早期感染水痘可导致胎儿先天性水痘或新生儿水痘；孕妇在孕晚期感染水痘可导致孕妇严重肺炎。

注射时间	效果
孕前 3 个月注射。	免疫时效可达 10 年以上。

💟 流行性感冒疫苗

导致流行性感冒（简称流感）的病毒种类很多，流感疫苗只能预防几种流感病毒，对于孕妇的抗病意义不大，可根据自己的身体状况及所居住地区选择是否注射。

注射时间	效果
孕前 3 个月注射。	免疫时效在 1 年左右。

💟 气管炎疫苗和肺炎疫苗

这两种疫苗主要适用于患有慢性气管炎及抵抗力较弱的人群。

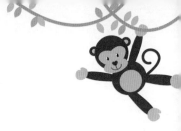

孕前疫苗接种的注意事项

孕前接种疫苗关系到母体和胎儿的健康，为了谨慎起见，需要注意以下几点。

1 无论接种何种疫苗都应该遵循至少在接种 3 个月后再怀孕的原则，因为有的疫苗可能对胎儿有害，且注射疫苗的目的是为了产生抗体，保护备孕妇女的健康，而抗体要在疫苗接种一段时间以后才会产生。

2 麻腮风疫苗是一种用于免疫预防麻疹、腮腺炎和风疹的活病毒疫苗。这三种病都是由病毒引起的呼吸道传染性疾病，母亲受病毒感染时，有可能并不发病，但病毒会透过胎盘屏障，造成胎儿感染。胎儿感染后，可能造成流产、死胎等；如果胎儿活下来，还可能出现失明、先天性心脏病、智力发育障碍等问题。因此，育龄女性应该注射麻腮风疫苗，以更好地保护宝宝。育龄女性最好在结婚登记时注射麻腮风疫苗，或是在准备要孩子的半年前注射。需要特别注意的是，在接种麻腮风疫苗的 3 个月之内应该注意避孕，怀孕期间不可注射此疫苗。

3 不是每个孕妇都需要接种所有疫苗。建议计划怀孕的女性在怀孕前半年至一年做肝功能检查和风疹检查，再决定是否需要接种这两种疫苗。如果妻子做检查发现乙型肝炎病毒多种标记均阴性(未有保护性抗体)，可以注射乙肝疫苗(尤其当丈夫是乙肝患者时)，让本人具有获得性免疫，并使胎儿免遭乙肝病毒侵害。而对乙肝表面抗体呈阳性(已经获得有效的保护性抗体)，就没有必要再接种疫苗了。是否注射风疹疫苗可用同样方法判断。

4 由于流感病毒变种快，注射流感疫苗也不一定能百分百起到预防流感的作用，反而可能因个体差异等原因，出现发热等情况，徒增不必要的担心。因此，对于正常体质的人，是不主张注射流感疫苗的。在整个孕期，对于流感的预防，不能仅依靠疫苗，而应靠平时的运动和卫生习惯。如果女性的抵抗力非常弱，平时特别容易感染流感，准备怀孕时又正处于流感大流行的话，则建议在医生指导下注射疫苗。

5 有些预防疫苗没有必要在孕前注射，在怀孕时遇到突发情况时，也可以注射。比如孕妇被疯狗咬伤，需要预防狂犬病；孕妇被生锈的东西割破手指，要预防破伤风。这些情况下一定需要注射相应的病原体免疫球蛋白。免疫球蛋白是死疫苗，不能在机体内生长繁殖，注射一次引起机体免疫的时间短，不会影响胎儿发育。

6 如果要注射一种以上的疫苗，需要咨询医生合理安排接种的间隔时间。

7 凡有流产史的孕妈妈，为安全起见，不宜接种任何疫苗。

总之，疫苗也是一种药物，多数是细菌或病毒经过灭活处理后制成的，并非多多益善。只有坚持锻炼身体、增强体质，并保持合理均衡的膳食营养，才能防病治病。

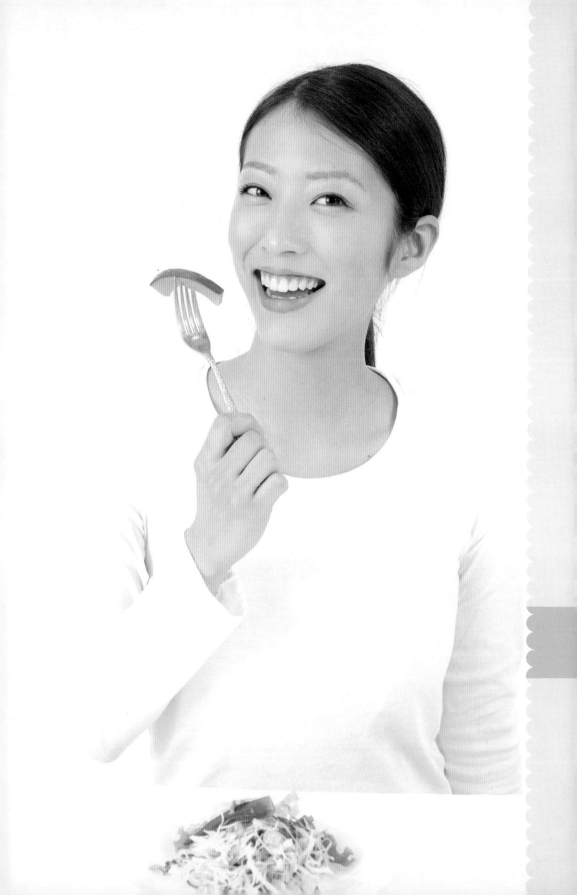

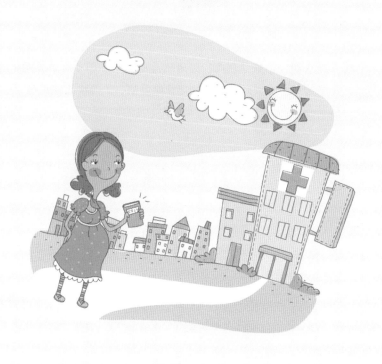

Chapter 3

饮食备孕，吃出健康好"孕"气

一日三餐，维系着我们的生命，在备孕期，饮食也会影响着我们的后代。怎么吃？什么时候吃？吃什么？为了顺利怀上健康宝宝，在备孕期，吃也是有讲究的。这里有备孕期间饮食攻略，让好"孕"吃出来。

一、备孕期间，"食"关重大

都说"吃是硬道理"，备孕期间，因为优质的精子和卵子必须要有良好的营养基础，故营养储备事关重大，只有做好营养计划，才能吃出健康好"孕"。那么，具体该吃什么，怎么吃呢？从做好营养计划开始吧！

营养计划宜从孕前 3 个月开始

怀孕是一个特殊的生理过程，为了创造一个健康的新生命，计划怀孕的夫妻双方至少应该从孕前 3 个月开始做好各项孕前准备，尤其是营养储备。

在怀胎十月的过程中，胎儿从无到有，慢慢长大，其间生长发育所需要的全部营养都来自于母体，因此，孕妇要做好充分的营养储备，此外，分娩的消耗和产后哺乳都需要一定的营养，因此，从孕前 3 个月开始，女性制订合理的营养计划是很有必要的。

对于男性而言，一个精子的成熟大概需要 3 个月的时间，因此，男性也必须至少提前 3 个月做好营养储备。

从孕前 3 个月开始，夫妻双方要做好详细的营养补充计划，一般来说，孕前营养补充计划主要包括通过合理饮食实现标准体重和科学补充关键营养素两部分。此外，还要改掉不良的饮食习惯，调整好身体状态，以良好的体质迎接宝宝的到来。

孕育健康宝宝的关键营养素

要孕育一个健康的宝宝，就需要科学补充宝宝成长发育所需要的关键营养素。叶酸，蛋白质，脂肪，糖类，钙、铁、碘等元素以及多种维生素等，都是有益于宝宝成长的，同时对人体自身也有好处，应科学补充，以保证生殖细胞的良好发育，给宝宝准备好"全面营养素"。

叶酸——防止胎儿畸形

叶酸是一种水溶性 B 族维生素，它参与人体新陈代谢的全过程，是合成人体重要物质 DNA（脱氧核糖核酸）的必需维生素，对于孕育出健康宝宝是十分重要的，孕早期缺乏叶酸会造成胎儿脊柱裂或无脑等中枢神经发育异常的情况出现，还可使眼、口唇、腭、胃肠道、心血管、肾、骨骼等器官的畸形率增加；孕妇也可能会因此发生妊娠高血压、胎盘早剥等症状，因此，在计划怀孕的前 3 个月，备孕妈妈们就要开始补充叶酸了。

准备怀孕前，不仅女性，男性也需要补充一定的叶酸，否则可能会导致精液浓度降低、精子活力减弱，而且精液中携带的染色体数量也会发生异常，出现过多或过少的情况，这会大大增加妻子怀孕后流产的概率。

据研究，孕前女性如果每天补充 400 微克叶酸，在 2 ～ 3 个月后人体中的叶酸水平才能达到预防胎儿神经管畸形的水平。因此，建议备孕期每人每天补充 400 微克叶酸。

叶酸的常见食物来源

1 蔬菜类

莴苣、菠菜、上海青、蘑菇、扁豆、豌豆苗、龙须菜、小白菜、花椰菜、胡萝卜等。

2 水果类

香蕉、猕猴桃、草莓、橘子、酸枣、石榴、葡萄、桃子、柠檬、山楂、梨、榴莲等。

3 坚果类

核桃、松子、杏仁、板栗等。

4 主食类

面条、米饭、面包等。

小贴士：

食物在烹饪的过程中会造成50% ～ 90%的叶酸损失，因此，备孕时可以在医生的指导下服用小剂量叶酸增补剂。

碘——预防新生儿缺陷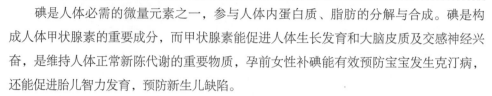

　　碘是人体必需的微量元素之一，参与人体内蛋白质、脂肪的分解与合成。碘是构成人体甲状腺素的重要成分，而甲状腺素能促进人体生长发育和大脑皮质及交感神经兴奋，是维持人体正常新陈代谢的重要物质，孕前女性补碘能有效预防宝宝发生克汀病，还能促进胎儿智力发育，预防新生儿缺陷。

　　孕前碘的摄入量应为每日 175 微克，相当于每日食用 6 克碘盐。准备怀孕的女性可以通过去医院检测尿碘水平来了解身体是否缺碘。

碘的常见食物来源

1 海藻类

裙带菜、紫菜、海带等。

2 海鲜及肉类

叉烧肉、干贝、带鱼、龙虾等。

3 蔬菜类

菠菜、芹菜、山药等。

4 其他

碘盐、鸡蛋、牛奶、柿子等。

小贴士：

　　碘遇热容易挥发，因此，在炒菜时建议不要先放盐，宜在差不多烧熟之后再放盐、出锅，也不要将盐放在炉灶附近，以免碘盐中的碘流失。

钙——骨骼和牙齿发育的基础

　　钙是人体骨骼和牙齿的重要组成元素，怀孕后，孕妈妈身体中的钙质会大量转移到宝宝的身体里，钙的需求量大于常人，因此，应从备孕期开始补钙。充足的钙可以减少宝宝出生后出现夜惊、抽筋、佝偻病等症状，孕妈妈自身的小腿抽筋、腰腿酸疼、骨关节痛、浮肿等孕期不适也会有所改善。备孕期女性每天补充800毫克钙较好。

钙的常见食物来源

1 奶类及其制品

牛奶、奶酪、酸奶等。

2 蔬菜类

西蓝花、绿叶蔬菜等。

3 坚果类

核桃、葵花子、花生等。

4 海产品

虾米、虾皮、小鱼等。

小贴士：

　　补钙需要持之以恒，补钙的方式也十分重要，首选饮食补钙，其次是补钙产品。为了让钙能更好地被吸收，建议搭配补充维生素D。

蛋白质——构成生命的基础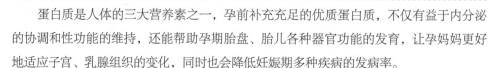

蛋白质是人体的三大营养素之一，孕前补充充足的优质蛋白质，不仅有益于内分泌的协调和性功能的维持，还能帮助孕期胎盘、胎儿各种器官功能的发育，让孕妈妈更好地适应子宫、乳腺组织的变化，同时也会降低妊娠期多种疾病的发病率。

蛋白质对于备育男性同样至关重要。例如鸡蛋含有 8 种人体必需的氨基酸，可以提高精液的质量、增强精子的活力，同时也是性爱后恢复体力的良好食物。建议备孕夫妻每天补充 80 ~ 85 克蛋白质。

蛋白质的常见食物来源

1 奶类及其制品

牛奶、奶酪等。

2 豆类及其制品

黄豆、豆腐、豆干等。

3 肉类

猪肉、牛肉、鸡肉等。

4 蛋类

鸡蛋、鹌鹑蛋等。

5 海产品

虾、鱼类、牡蛎等。

小贴士：

补充蛋白质并非越多越好，过量摄入容易破坏人体的营养均衡，造成维生素等多种物质摄入不足，反而对受孕不利。

糖类——人体的能量来源

糖类是为人体提供能量的主要营养素之一，其在人体内的消化吸收和利用率均高于脂肪和蛋白质，既能为肌肉运动供能，又是心肌收缩时的应急能源，也是大脑组织的直接能量来源。糖类中的葡萄糖是胎儿代谢所必需的物质，多用于胎儿呼吸，因此，备孕期要增加糖类的摄入，不仅为自己的身体供应能量，更为后期孕育宝宝做好能量储备。

正常成年人每天需要 9200 千焦的能量，建议备孕期男女多加 1674 千焦，以供给性生活的消耗，同时为受孕积蓄一部分能量，使精强卵壮，为受孕和优生创造必要条件。

糖类的常见食物来源

1 谷物类

玉米、大米、小麦、燕麦等。

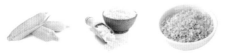

2 蔬菜类

胡萝卜、土豆等。

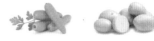

3 水果类

香蕉、葡萄、西瓜、甘蔗等。

4 其他

糖果、饼干等。

小贴士：

糖类在自然界中含量丰富，其中谷物类主要以淀粉形式存在，水果中多以单糖、双糖、果胶等形式存在，备孕期可以多吃主食、水果。

脂肪——必不可少的助孕营养素

　　脂肪也是身体能量的重要来源之一，其所含的必需脂肪酸是构成身体细胞组织不可缺少的物质，对于备孕女性来说，必需脂肪酸能参与体内激素的产生和平衡，增加优质脂肪的摄入，对怀孕有益。特别是身体偏瘦的备孕女性，一定要重视脂肪的补充。脂肪也是脂溶性维生素 A、维生素 D 的主要来源，它们影响着胎儿骨骼、视力的健康发育。

　　建议每天脂肪的摄入量为 20 ~ 30 克，不超过 50 克，脂肪供应的能量达到总能量的 25% 即可，以免脂肪摄入过多而增加肝脏的负担或造成肥胖，不利于受孕。

脂肪的常见食物来源

1 奶类及其制品

奶油、奶酪等。

2 肉类

肥肉、动物内脏等。

3 食用油类

大豆油、玉米油、葵花油、橄榄油、芝麻油等。

4 坚果类

花生、核桃、果仁等。

5 其他

动物油、蛋黄等。

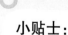

小贴士：

　　备孕时可以多吃一些鱼肉和禽类，补充优质脂肪，尤其是深海鱼，建议每个月补充一次，食用时最好与蔬菜搭配，滋补效果更佳。

维生素——维持体内代谢的平衡

　　维生素是人和动物为维持正常的生理功能而必须从食物中获得的一类微量有机物质，在人体生长、代谢、发育过程中发挥着重要的作用，这类物质在体内既不是构成身体组织的原料，也不是能量的来源，属于一种调节物质，主要是维持体内代谢的平衡。维生素的种类很多，不同的维生素有不同的功效。备孕期补充维生素，有很好的助孕作用，如维生素 C 能减少精子受损的危险，维生素 A 是生成雄激素的必需物质，维生素 E 可增强女性卵巢功能。

维生素的常见食物来源

1 维生素 A

胡萝卜、番茄、白萝卜、甘蓝、鸡蛋等。

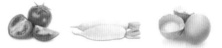

2 B 族维生素

红薯、燕麦、瘦肉、猪肾、芹菜、南瓜、鳝鱼、榛子、牛奶等。

3 维生素 C

猕猴桃、橙子、柚子、菠菜、辣椒、花菜等。

4 维生素 D

乳酪、蛋黄、海鱼、动物肝脏等。

5 维生素 E

花生、核桃、猪肝、植物油、莴苣、糙米等。

小贴士：

　　维生素建议食补，大部分蔬菜和水果中都含有丰富的维生素，可以满足人体所需，也可以在医生的指导下选择维生素制剂补充。

养成良好的饮食习惯，把握饮食"红绿灯"

平衡膳食，不挑食、偏食

　　保证膳食平衡，是摄取多种营养素的基本保证。夫妻双方应从备孕一开始就做好营养补充计划，并严格执行，以满足身体的正常消耗，并为宝宝的到来做好营养储备。

备孕期摄入食物数量一览表

摄入食物分类	数量	摄入食物分类	数量
油	25 ~ 30 克	大豆类及坚果	30 ~ 50 克
盐	6 克	畜禽肉类	50 ~ 75 克
奶类及其制品	300 克	鱼、虾类	50 ~ 100 克
蛋类	25 ~ 50 克	蔬菜类	300 ~ 500 克
水果类	200 ~ 400 克	谷类、薯类及杂豆	250 ~ 400 克

　　另外，一定要改掉挑食、偏食甚至厌食等不良的饮食习惯，因为这些会直接造成营养失衡或营养不良，而营养不良不仅不利于成功怀孕，即使是怀上了，也可能造成胎宝宝宫内发育迟缓。

备孕期一日三餐巧安排

　　俗话说，"早餐要吃好，午餐要吃饱，晚餐要吃少"，为了自己和未来宝宝的健康，备孕时也要注意一日三餐的搭配。其中，早餐摄取的能量应占全天摄入能量的30%，应

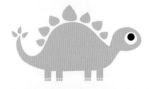

包括谷类、豆制品类、奶类、蛋类、肉类、蔬果等，并做到粗细、荤素、干稀搭配；午餐摄取的能量应占全天摄入能量的 40%，可以选择蛋白质含量高的肉类、鱼类、禽蛋和大豆制品，最好吃 3 种以上的蔬果，以保证摄取充足的维生素、矿物质和膳食纤维；晚餐与早餐一样，摄取的能量应占全天摄入能量的 30%，晚餐最好有两种以上的蔬菜，主食适量减少，并适当吃些粗粮，忌食甜食、油炸食品。

通过合理饮食实现标准体重

准备怀孕，首先要实现标准体重。如果体重超常，如偏瘦或偏胖，都会大大降低怀孕的概率。因此，备孕女性宜根据自己的体质和饮食习惯，在孕前做相应的调整，以期达到或接近标准体重，利于受孕。标准体重的计算方法是用身高（以厘米为单位）减去 110 所得的差（以千克为单位）。

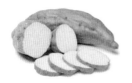 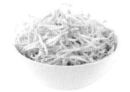 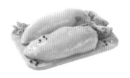

少吃辛辣刺激的食物

辛辣食物摄入过多，会刺激肠胃系统，加重孕期消化不良、便秘等症状，甚至引起痔疮，这些不仅不利于孕妈妈自身的身体健康，也会间接影响母体对胎儿的营养供给，并增加分娩的困难。因此，在计划怀孕前 3 个月就应注意少吃辛辣、刺激的食物了。辛辣、刺激的食物不仅包括味道偏辣的食物，还包括辛辣热性佐料，如小茴香、香菜、花椒、胡椒、八角、桂皮、五香粉、辣椒油等。

孕前尽量减少在外用餐

在外就餐，往往存在脂肪、糖类含量过高，而维生素、矿物质不足的情况，且烹饪过程中盐、油、味精等调味料常常使用过多。长期在外用餐，人体所需的各种营养比例容易失衡，难免会引起身体不适，对怀孕也是不利的。

二、私人医生知心话：不同类型饮食调理

怀孕对于每一位想做妈妈的女性都是一项重大的考验，不论是心理还是物质，都要有充分的准备，当然，最重要的还是身体的准备。备孕期间，女性的体质不同，饮食也不同。不同类型的备孕女性宜根据自身的身体状况做好相应的调理，以迎接十月怀胎的准备。

瘦弱型备孕女性的饮食调理

瘦弱型的备孕女性，在孕期易发生贫血、缺钙和营养不良等症状，且发生流产、早产、胎儿发育不良乃至畸形的概率均高于标准体重者。因此，瘦弱型女性在备孕时，应先对自己的健康状况做一次全面、系统的检查，如果瘦弱是因为疾病引起的，那么要先把疾病治愈后方可怀孕；如果是瘦弱型体质，则应加强营养，保证每天摄入足够的优质蛋白质、矿物质及各种维生素。食欲不振者，可通过变换食品花样，增进食欲；身体过于瘦弱者，应请医生指导，必要时适当服用一些营养药物。

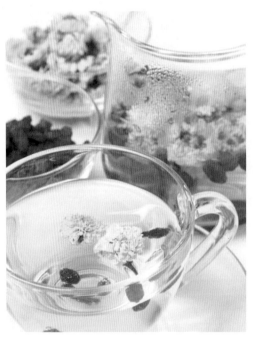

其实，身体瘦弱者，相当一部分为阴虚体质，除了形体偏瘦外，还伴有面色偏红、皮肤干燥、口燥咽干、易头晕耳鸣、易心烦气躁、晚上睡觉易盗汗、月经常提前且量不定、大便偏干等症状。如果瘦弱型备孕妈妈有以上类似的症状，就要在饮食上注意避免吃油炸、辛辣、刺激性食物，也不宜服用温热补品，如当归、人参、十全大补汤、四物汤等，以免火气上升。多吃具有清热、凉血、止血功效的食物，如黑木耳、藕汁等，适当服用菊花、西洋参、沙参、玉竹、百合等中药材也能改善阴虚状况，从根本上调理好身体。

肥胖型备孕女性的饮食调理

女性肥胖者常常伴有月经紊乱、体毛浓密、脸部多发痤疮等问题，这是肥胖引起的内分泌紊乱造成的，女性内分泌紊乱还会产生代谢综合征，包括多囊卵巢综合征、高雄激素血症等，造成女性男性化表现，甚至造成女性不孕。而且，即使怀孕也可能出现糖尿病、先兆子痫等孕期疾病，还会增加分娩难度，影响正常生育。

那么，具体该如何判断自己是否过于肥胖需要减肥备孕呢？通常可以通过体重（BMI）指数来作参考，即用自己的身高、体重来计算身体质量指数。

$$BMI = 体重（千克）/ 身高（米）^2$$

一般以BMI＝22为基准，如果BMI结果为18.5～23.9，为标准体重；BMI结果低于18.5为体重过轻；BMI结果高于24为体重过重；若BMI超过28，即为肥胖。因此，备孕的女性如果通过该公式计算出结果大于24，就可以考虑减肥了。研究表明，超重或肥胖的女性，把体重减轻10%～20%即有助于调整月经周期，并提高排卵的可能性，促进受孕。

那么，备孕期如何既减轻体重，又为怀孕做好营养储备呢？饮食调理是关键。具体的做法是在膳食平衡的基础上减少每日摄入的总能量，原则是低能量、低脂肪。坚持三餐定时、少吃零食、补充优质蛋白（如鱼、鸡蛋、豆制品、鸡肉、牛奶等）、每天喝足8杯水、少吃高能量食品、减少脂肪摄入（如肥肉、动物内脏、蛋黄、坚果、植物油等）的饮食习惯，再辅以适当的运动，即可帮助肥胖型妈妈科学瘦身、健康备孕。

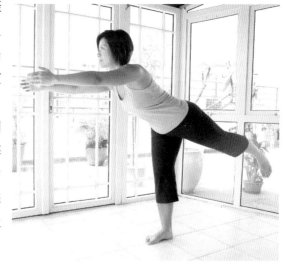

体型偏胖的人，也有可能是阳虚体质造成的，饮食上要注意少吃寒凉、生冷的食物，补肾助阳，调补冲任，绝对不可通过节食或吃减肥药来减肥，这对身体是有伤害的，而且极易反弹，反而不利于受孕。

偏食型备孕女性的饮食调理

虽说营养要均衡，备孕需全面，但还是有一部分女性存在偏食的饮食习惯，而且很难一下子改变。那么，我们可以采用营养补偿方案为备孕做好饮食调理和营养储备。

♥ 不爱吃肉的备孕女性

肉类中含有丰富的蛋白质、脂肪、维生素等多种营养物质，能为人体补充能量，使人精力充沛，同时对于孕育优质宝宝也极为重要。其中，红肉中含有丰富的高铁血红素，易被人体吸收，可预防贫血；肉类中含有的动物蛋白是宝宝大脑发育的重要物质；白肉中的脂肪是脂溶性维生素吸收利用的重要载体。

不爱吃肉的备孕女性可以尝试改变烹饪方式，例如将肉做成馅料、肉粥，加入适量番茄酱改变口味等；适当多吃些鸡蛋、牛奶、大豆制品等，补充蛋白质，例如每天喝250毫升牛奶、125毫升酸奶，也可以每天吃2～3块奶酪；零食可以选择坚果类，做菜稍微多放些植物油，以补充脂肪；黑木耳、红枣等是补铁的良好食材，也可选择摄取。

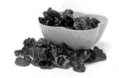

♥ 不爱吃蔬菜的备孕女性

蔬菜是很多维生素、膳食纤维以及钙、钾等微量元素的重要营养素食品源，如菠菜、芹菜、胡萝卜等含有丰富的铁；洋葱、丝瓜、茄子等含有较多的磷；海带、紫菜富含碘；卷心菜、白菜等膳食纤维含量丰富，有利于促进消化和预防便秘。

对于自己不喜欢吃的蔬菜，可将其做成馅料或榨成果汁，或搭配肉类一起炒，如果实在吃不下蔬菜，建议多吃粗粮，补充膳食纤维和B族维生素，如早餐加一份燕麦，多吃新鲜水果，补充维生素C，如橙子、草莓、猕猴桃等。另外，对于完全不吃蔬菜的女性，仅靠营养代偿是不够的，建议在医生的指导下补充维生素片和叶酸制剂，以保持备孕的健康状态。

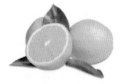

不喜欢吃鱼的备孕女性

　　鱼肉属于白肉，其营养非常丰富，含有大量的矿物质、维生素、脂肪和蛋白质等，其中维生素A可以保护视力；维生素C具有美容养颜、促进消化的作用；维生素D对促进骨骼增长具有很大帮助；优质蛋白则能让宝宝更聪明。

　　不喜欢吃鱼的备孕女性如果缺乏相应的营养素，可以选择食用鱼油补充，且最好选择以深海鱼为原料提炼而成的；用坚果作为孕前的加餐，能补充优质脂肪，但注意一次不要吃太多；做菜时选用多种植物油，如大豆油、橄榄油、玉米胚芽油等，能提供利于孕育胎儿的不饱和脂肪酸。

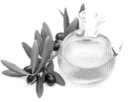

 不喜欢吃鸡蛋的备孕女性

　　鸡蛋是常见的滋补食材之一，不论是小孩、孕妇还是老人，都可以用鸡蛋补充营养，鸡蛋的蛋白质品质仅次于母乳。一个鸡蛋除去所含的能量，还含有8%的磷、4%的锌、4%的铁、10%的蛋白质、6%的维生素D、3%的维生素E、6%的维生素A、5%的维生素 B_2、4%的维生素 B_6 等。这些营养都是人体必不可少的，起着修复人体组织、消耗能量和参与新陈代谢的作用，备孕期间可以每天食用1个鸡蛋，持之以恒，营养补充效果更佳。

　　对于不喜欢吃鸡蛋的备孕女性而言，可以每天固定吃两份坚果，种类尽可能多样；多吃点富含维生素的新鲜蔬果，可以增加铁质的吸收；也可自己制作醋蛋口服液服用，即将洗净的蛋壳浸泡在9度的米醋中2~4天，泡好后与白开水、蜂蜜一起调匀食用，每天服用50毫升即可。

♥ 不能或不爱喝牛奶的备孕女性

　　牛奶堪称全价营养品，喝牛奶对于备孕女性非常重要，因为牛奶中含有丰富的蛋白质，而且氨基酸组成合理，生物利用率高，并能与谷物中的蛋白质互补；牛奶中的钙含量每100毫升高达100毫克以上，而且钙、磷比例适宜，并含有维生素D、乳糖、人体必需氨基酸等，其吸收利用率可达60%，是膳食中钙的最佳来源。备孕女性如果不爱喝牛奶，可能会导致胎宝宝将来发育迟缓。

　　有些备孕女性可能从小没有养成喝牛奶的习惯，对牛奶的口味难以接受；而有些则由于消化道内缺乏乳糖酶，不能消化牛奶中的乳糖，喝牛奶后会出现乳糖不耐受的情况，表现为腹胀、腹痛、腹泻等。

　　不爱喝牛奶的备孕女性，可以选择饮用经乳酸发酵的酸奶，或者食用奶酪等

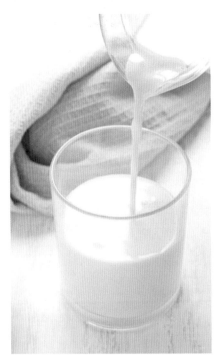

奶制品，它们由新鲜牛奶加工而成，摒除了鲜牛奶的腥味，且能补充与牛奶类似的营养物质。酸奶中还含有独特的乳酸菌，可以促进肠道蠕动，预防孕期便秘。

　　患有乳糖不耐受而不能喝牛奶的女性，可以用羊奶代替牛奶，羊奶中不含有乳糖，但营养价值并不逊于牛奶。

　　以上两种情况也可以选择用豆浆代替，牛奶中的蛋白属于动物蛋白，豆浆中的则是植物蛋白，其消化性和吸收性可能不如动物蛋白，且豆浆中缺乏钙和维生素D，因此即使是用豆浆代替，也不要忘了从其他食物中补充动物蛋白、钙和维生素D。

素食型备孕女性的饮食调理

　　均衡营养是备孕饮食的关键，对素食主义者来说当然也不例外。素食型备孕女性应均衡摄取多种营养素。如果是完全素食主义者，即不吃任何奶类及其制品，那么在日常饮食中，可以这样做。

蛋白质 素食主义者蛋白质的来源以植物蛋白质为主，豆制品富含的植物蛋白，其氨基酸构成与牛奶相近，而胆固醇含量比牛奶低，并含有不饱和脂肪酸，有利于增加血液中的游离氨基酸，因此建议备孕期多吃豆制品。也可以通过合理搭配实现植物蛋白的互补，以吸收利用身体所需的氨基酸。例如，在吃米面食品（如米、麦、玉米）的同时搭配吃些脱水豆类或硬壳果的果仁；煮食新鲜蔬菜时加入少许芝麻、果仁或蘑菇等。

维生素 B₁₂ 维生素 B_{12} 的主要功能在于促进红细胞再生、维护神经系统健康，以及帮助脂肪、糖类、蛋白质的吸收。备孕期如果摄入不足，易发生贫血，并使人感到疲倦。但维生素 B_{12} 主要存在于动物类食物中，对于素食备孕者而言，只能从海藻类和紫菜中摄取少量维生素 B_{12}，因此，建议在医生的指导下补充适量维生素制剂。

铁 一般来说，从植物性食物中所摄取的铁质不易被人体吸收，这也是素食型备孕女性出现铁质摄取略显不足的原因。为了增强补铁效果，备孕期除了摄取富含铁质的食物，如苋菜、紫菜、葡萄干、红枣、樱桃、苹果等，最好搭配维生素 C 含量高的水果，以增强铁的吸收率。

钙 由于素食主义者不喝牛奶也不吃鸡蛋，长此以往身体难免会缺钙，此时应多吃海藻类食物、坚果类（如花生、核桃等）及各类新鲜蔬果（如黄绿色蔬菜），以补充钙和维生素。另外，多去户外晒太阳，可以帮助补充维生素 D，强化钙质吸收。如有必要，可在医生的指导下服用钙片。

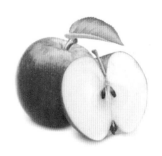

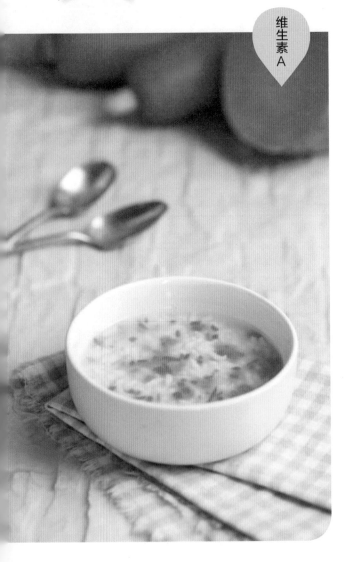

胡萝卜南瓜粥

原料： 水发大米80克，南瓜90克，胡萝卜60克。

维生素
A

做法：

1. 洗好的胡萝卜切薄片，改切细丝，再切成粒。

2. 洗净去皮的南瓜切片，改切丝，再切成粒。

3. 砂锅中注水烧开，倒入洗净的大米，拌匀。

4. 放入切好的南瓜、胡萝卜，搅拌均匀。

5. 盖上锅盖，烧开后用小火续煮约40分钟，至全部食材熟软、入味。

6. 揭开锅盖，用勺子持续搅拌一会儿。

7. 关火后盛出煮好的粥，装入碗中即可。

扫一扫·轻松学

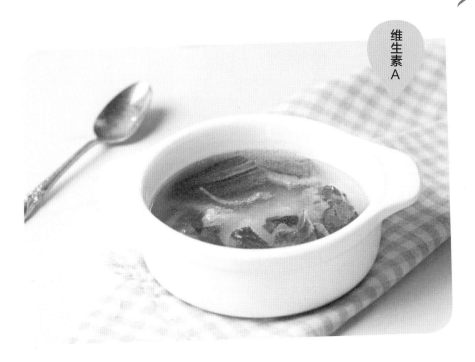

维生素A

🧍 银耳猪肝汤

原料： 水发银耳、小白菜各 20 克，猪肝 50 克，葱段、姜片各少许。

调料： 盐 3 克，生粉 2 克，酱油 3 毫升，食用油适量。

扫一扫·轻松学

做法：

1. 锅中注油烧热，放入姜片、葱段，爆香。

2. 锅中注入适量清水烧开，放入洗净切碎的银耳，拌匀。

3. 倒入用盐、生粉、酱油腌渍过的猪肝，用中火煮至熟，约 10 分钟。

4. 放入洗净切好的小白菜，煮至变软。

5. 加少许盐调味，拌煮片刻至入味。

6. 关火后盛出煮好的汤料，装入碗中即可。

西红柿炒冬瓜

原料： 西红柿 100 克，冬瓜 260 克，蒜末、葱花各少许。

调料： 盐、鸡粉（鸡精）各 2 克，食用油、水淀粉各适量。

做法：

1. 洗净去皮的冬瓜切片，洗好的西红柿切成小块。

2. 锅中注入适量清水烧开，倒入冬瓜片，煮至断生，捞出沥干。

3. 用油起锅，爆香蒜末，倒入西红柿块与冬瓜片，炒匀。

4. 加入盐、鸡粉，倒入少许水淀粉，快速炒匀，盛出，撒上葱花即可。

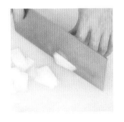 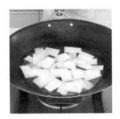 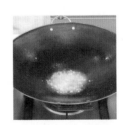 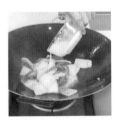

营养小贴士：

　　西红柿色、香、味俱佳，冬瓜含有丙醇二酸，能防止体内脂肪堆积，两者搭配，比较适合体型偏胖的夫妻两人在备孕时食用。

扫一扫·轻松学

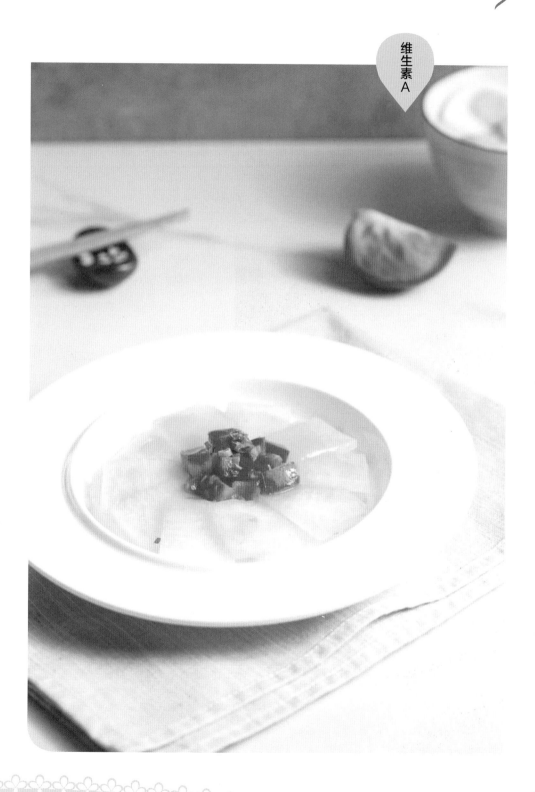

维生素A

青椒藕丝

原料： 莲藕 200 克，青椒 20 克，红椒 10 克，蒜末少许。

调料： 盐 2 克，味精、白糖、白醋、水淀粉、食用油各适量。

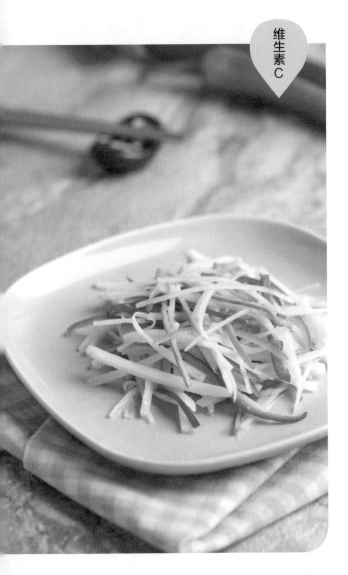

维生素 C

做法：

1. 将洗净的莲藕切成丝，倒入装有清水的碗中，搅拌浸泡片刻。

2. 洗净的青椒、红椒切丝。

3. 锅中注入适量清水烧开，加少许白醋，放入莲藕丝，焯片刻，捞出备用。

4. 另起锅，注油烧热，倒入蒜末，煸香，倒入莲藕丝，翻炒 1 分钟至熟。

5. 加盐、味精、白糖，炒匀调味，倒入青椒、红椒丝，拌炒至全部食材熟透。

6. 淋上少许水淀粉，拌炒均匀，盛出即可。

扫一扫·轻松学

维生素 C

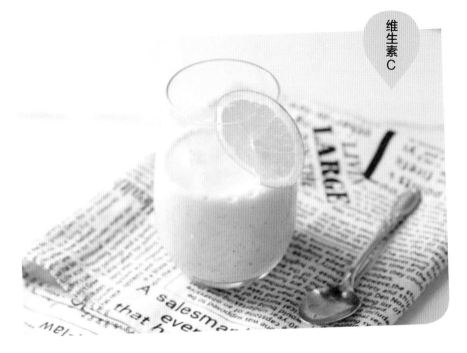

猕猴桃橙奶

原料： 橙子 80 克，猕猴桃 50 克，牛奶 150 毫升。

扫一扫·轻松学

做法：

1. 将去皮洗净的猕猴桃切丁，去皮的橙子切成小块。

2. 取榨汁机，选搅拌刀座组合，杯中倒入橙子、猕猴桃。

3. 倒入适量牛奶，盖上盖子，选择"搅拌"功能。

4. 将杯中食材榨成汁，倒入杯中即可。

香煎柠檬鱼块

原料： 草鱼肉 300 克，柠檬 70 克，葱花少许。

调料： 盐 2 克，白醋 3 毫升，白糖 20 克，生抽 2 毫升，胡椒粉、料酒、鸡粉、水淀粉、食用油各适量。

做法：

1. 柠檬切片；草鱼肉切块，装碗，加盐、鸡粉、白糖、生抽、料酒、胡椒粉，腌至入味。

2. 将柠檬片装碗，加白醋、白糖，静置 5 分钟，制成柠檬汁。

3. 锅中注油烧热，放入鱼块，煎熟，盛出，把柠檬片放在鱼块之间。

4. 柠檬汁倒入锅中，加白糖，煮化，加入水淀粉，拌成稠汁，浇在鱼块上，撒上葱花即可。

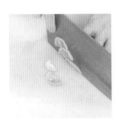 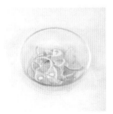 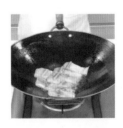 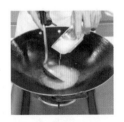

营养小贴士：

柠檬含有丰富的维生素 C，草鱼富含蛋白质、钙、磷、铁等多种营养成分，是温中补虚的养生食品，备孕期食用此菜可增强体质。

扫一扫·轻松学

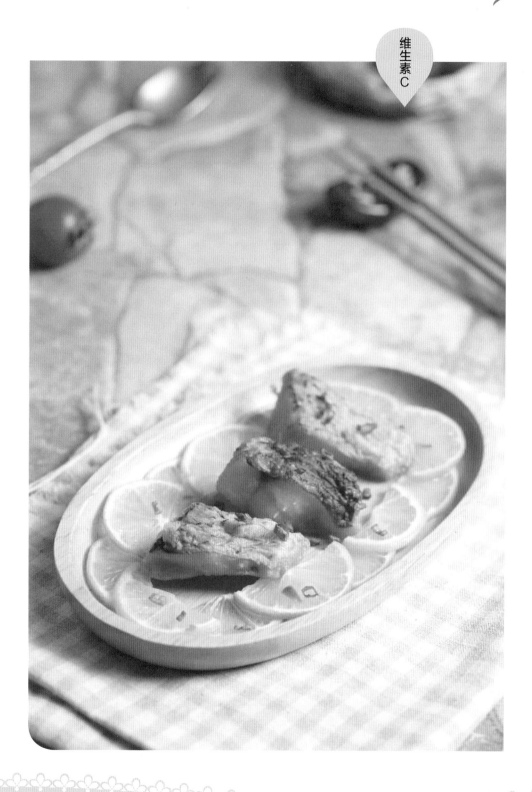

维生素C

 葱香牛肉

原料： 牛肉250克，葱条35克，红椒圈、姜片、蒜末、葱白各少许。

调料： 食用油30毫升，盐3克，生抽、味精、白糖、食粉（小苏打）、生粉、料酒、蚝油、豆瓣酱、水淀粉各适量。

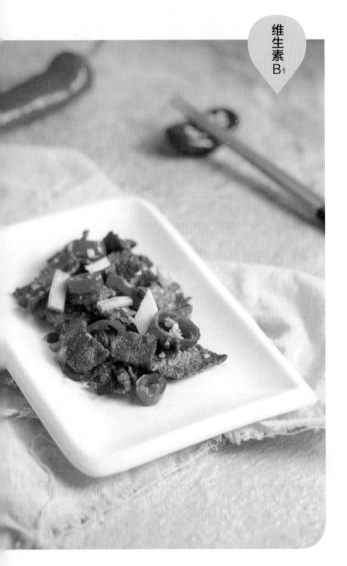

维生素 B₁

做法：

1. 洗净的牛肉切片，加盐、生抽、味精、白糖、食粉，拌匀。

2. 加入生粉，拌匀，再加入少许食用油，腌渍10分钟。

3. 锅中加入约1500毫升清水烧开，倒入牛肉，余片刻捞出。

4. 热锅注油，烧至五成热，倒入牛肉，滑油片刻后捞出。

5. 锅留底油，倒入红椒圈、姜片、蒜末、葱白，炒香。

6. 倒入牛肉，加入盐、味精、白糖、蚝油、豆瓣酱、料酒，炒匀。

7. 加入水淀粉勾芡，将牛肉盛入垫好葱条的盘中即可。

扫一扫·轻松学

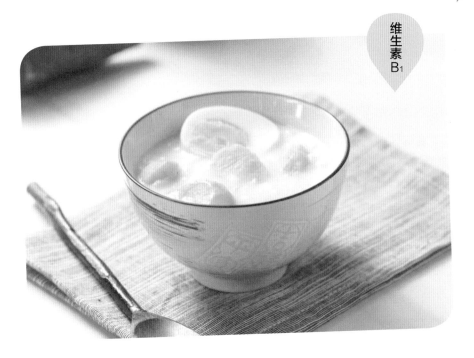

维生素 B₁

红薯牛奶甜粥

原料：糯米 100 克，红薯 300 克，牛奶 150 毫升，熟鸡蛋 1 个。

调料：白砂糖 25 克。

扫一扫·轻松学

做法：

1. 砂锅注入适量清水，大火烧开。

2. 加入已浸泡过半小时的糯米、切好的红薯，搅拌均匀。

3. 盖上锅盖，烧开之后转小火煮约 40 分钟，至材料煮熟。

4. 揭盖，加入备好的牛奶、熟鸡蛋，搅拌一下。

5. 加入白砂糖，稍稍搅拌，待粥煮沸即可关火。

6. 盛出煮好的甜粥，装在碗中即可。

黄豆红枣粥

原料： 水发大米 350 克，水发黄豆 150 克，红枣 20 克。

调料： 白糖适量。

做法：

1. 砂锅注入适量清水。

2. 倒入泡好的大米，放入黄豆、红枣。

3. 加盖，用大火煮开后转小火续煮 40 分钟至食材熟软。

4. 揭盖，加入白糖，拌至溶化，关火后盛出煮好的粥，装碗即可。

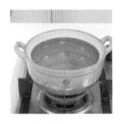 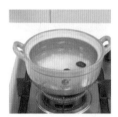 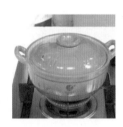 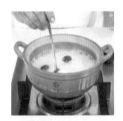

营养小贴士：

　　黄豆含有丰富的维生素 B_1，有利于增强人体免疫力，而红枣能够补血、安神，两者搭配，滋补效果更好，适合备孕期食用。

扫一扫·轻松学

维生素
B₁

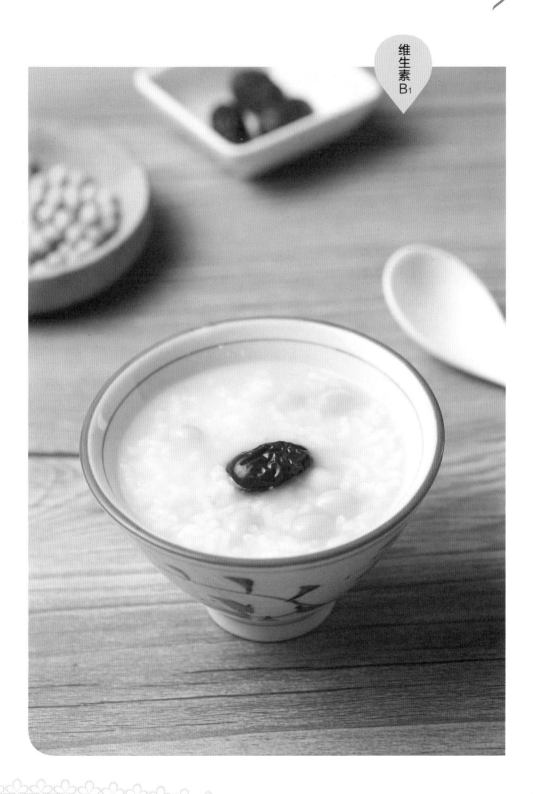

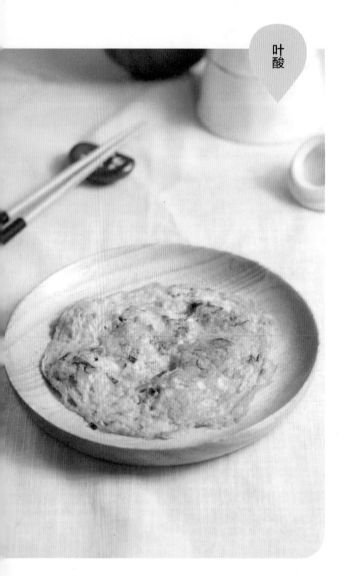 煎生蚝鸡蛋饼

原料： 韭菜 120 克，鸡蛋 110 克，生蚝肉 100 克。

调料： 盐、鸡粉各 2 克，料酒 5 毫升，水淀粉、食用油各适量。

叶酸

做法：

1. 洗净的韭菜切粒；鸡蛋打入碗中，搅散拌匀，制成蛋液。

2. 锅中注水烧开，倒入洗净的生蚝肉、料酒，煮约 1 分钟，捞出沥干。

3. 往蛋液中倒入生蚝肉，加盐、鸡粉、韭菜粒，搅拌片刻。

4. 倒入适量水淀粉，顺一个方向搅匀，制成蛋糊，备用。

5. 用油起锅，倒入部分蛋糊，炒至断生后盛入余下的蛋糊中，拌成蛋饼生坯。

6. 锅底留油烧热，倒入蛋饼生坯，煎至两面熟透，盛出，分成小块即可。

扫一扫·轻松学

叶酸

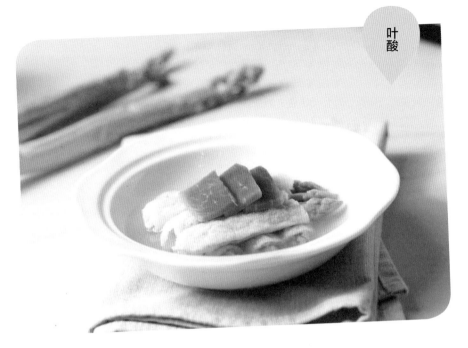

上汤鸡汁芦笋

原料：芦笋 100 克，腊肉片 20 克，水发竹荪 35 克，鸡汤 200 毫升。

调料：鸡粉、盐各 2 克，生抽 5 毫升。

扫一扫·轻松学

做法：

1. 洗好的竹荪切成段，洗净去皮的芦笋切成小段。

2. 在鸡汤里加入少许鸡粉、盐、生抽，拌匀。

3. 将芦笋插入竹荪里，摆入盘中。

4. 放上腊肉片，浇上调好的鸡汤，备用。

5. 蒸锅上火烧开，放入备好的食材。

6. 盖上锅盖，用大火蒸约 15 分钟至食材熟透。

7. 关火后揭开锅盖，取出蒸好的菜肴即可。

虾仁菠菜面

原料： 菠菜面70克，虾仁50克，菠菜、上海青（上海白菜）各100克，胡萝卜150克。

调料： 盐5克，鸡粉3克，水淀粉、食用油各适量。

做法：

1. 洗净的上海青切瓣，菠菜切段，去皮洗净的胡萝卜切丝。

2. 将虾仁去除虾线，装入碟中，加盐、鸡粉、水淀粉，腌至入味。

3. 锅中注水烧开，加入食用油、上海青、盐，煮熟，捞出。

4. 放入菠菜面，煮熟，加入胡萝卜、菠菜、虾仁、鸡粉，拌匀，盛出，放入上海青即可。

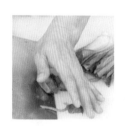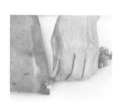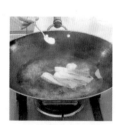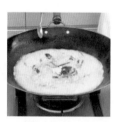

营养小贴士：

虾仁肉质松软，营养丰富，其蛋白质含量是鱼、蛋、奶的好几倍，而菠菜含有丰富的叶酸，是备孕的良好食材，两者搭配煮面，适合早餐食用。

扫一扫·轻松学

叶酸

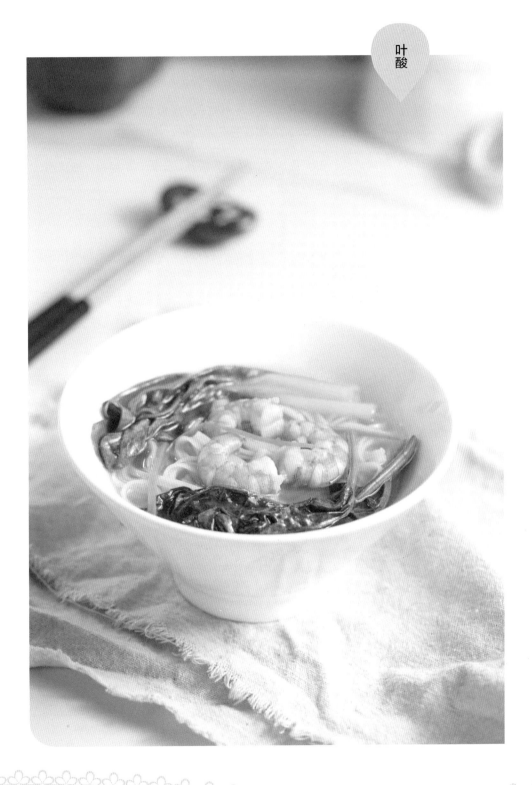

砂锅鱼头豆腐

原料： 鳙鱼头 600 克，豆腐 400 克，冬笋片 35 克，姜片 20 克，蒜苗段 25 克，水发香菇片少许，高汤适量。

调料： 盐、白糖各 3 克，料酒 5 毫升，生抽、胡椒粉、熟猪油、食用油各适量。

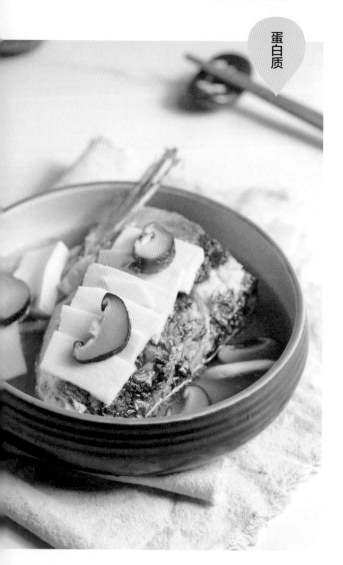

蛋白质

做法：

1. 处理干净的鳙鱼头斩成两半，打上花刀，豆腐切片。

2. 锅中注水烧开，放入豆腐、冬笋片、香菇，焯去杂质，捞出。

3. 另起锅注油，烧至七成热，放入鱼头，煎至散出焦香味。

4. 将鱼头翻面，略煎，放入姜片，续煎半分钟，加料酒、高汤，转大火煮沸，倒入砂煲，置于旺火上。

5. 加盖煮开后转小火炖 25 分钟，揭盖，加盐、白糖、豆腐、冬笋片、香菇，煮沸，放入蒜苗段、生抽、熟猪油、胡椒粉，略煮片刻，端下砂煲即成。

扫一扫·轻松学

蛋白质

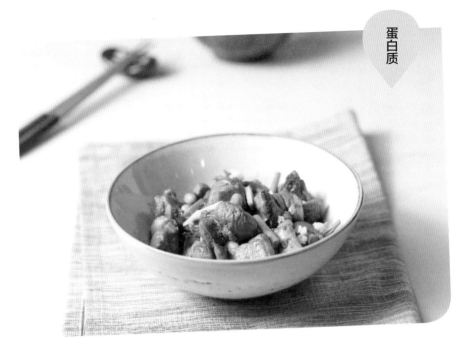

扫一扫·轻松学

黄豆焖鸡肉

原料： 鸡肉 300 克，水发黄豆 150 克，葱段、
姜片、蒜末各少许。

调料： 盐、鸡粉各 4 克，生抽 4 毫升，料酒 5
毫升，老抽少许，水淀粉、食用油各适量。

做法：

1. 洗净的鸡肉斩成小块，装碗，加生抽、料酒、盐、鸡粉，拌匀入味。

2. 倒入少许水淀粉，拌匀上浆，加入适量食用油，腌渍 15 分钟。

3. 热锅注油，烧至四成热，倒入鸡块，拌匀，炸至金黄。

4. 捞出炸好的鸡块，沥干油，盛放在盘中，待用。

5. 锅中留少许油，倒入葱段、姜片、蒜末，爆香。

6. 放入鸡块，转小火，淋入生抽、老抽、料酒，炒匀炒香。

7. 注入适量清水，倒入黄豆，加盐、鸡粉，炒匀调味。

8. 加盖，用小火煮约 20 分钟至食材熟软，揭盖，盛出即可。

🤰 鸡蛋肉卷

原料: 肉末300克,鸡蛋2个,胡萝卜条25克,姜末、葱花各少许。

调料: 盐、鸡粉各2克,老抽2毫升,水淀粉、生粉各适量,食用油少许。

做法:

1. 肉末装碗,加姜末、葱花、盐、鸡粉、老抽、生粉,腌10分钟。	*2.* 鸡蛋取蛋清,装碗,加盐、水淀粉,调匀,倒入刷上油的煎锅,煎成蛋饼,待用。	*3.* 锅中注水烧开,加盐、胡萝卜条,煮至断生,捞出。	*4.* 蛋饼撒上生粉、肉末、胡萝卜条,卷成卷,用水淀粉封口,制成生坯,放入蒸锅中蒸熟即可。

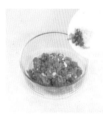 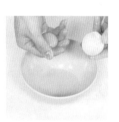 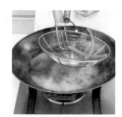 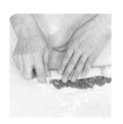

营养小贴士:

　　要备孕,营养补充很重要。鸡蛋和肉都是日常膳食中良好的蛋白质来源,做成鸡蛋肉卷,不仅好吃,还能为备孕夫妻补充身体所需的营养。

扫一扫·轻松学

蛋白质

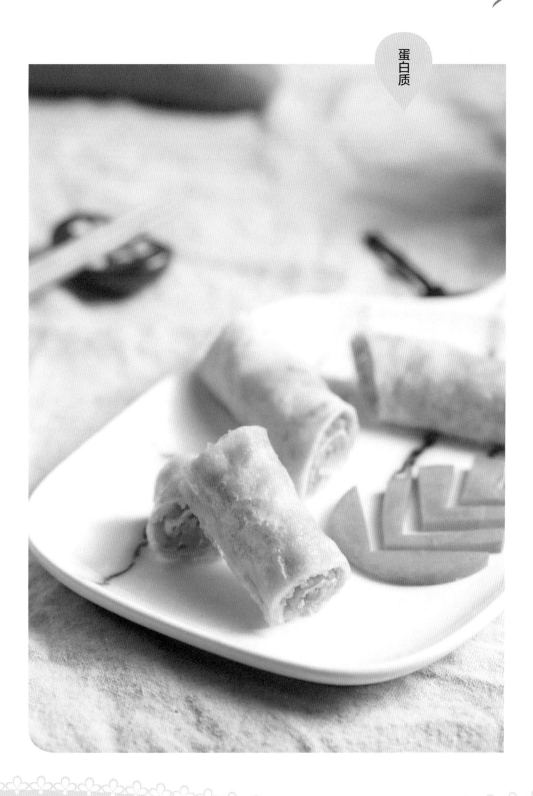

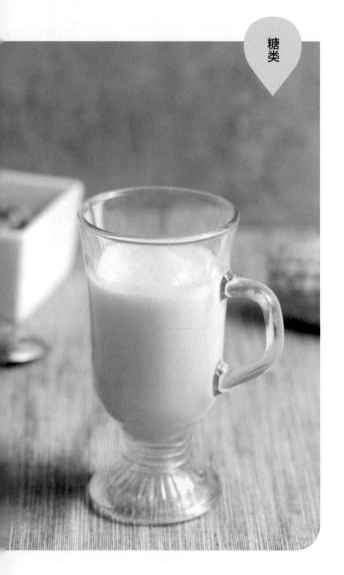 蜂蜜玉米汁

原料： 鲜玉米粒 100 克。

调料： 蜂蜜 15 克。

糖类

做法：

1. 取榨汁机，选择搅拌刀座组合，将洗净的玉米粒装入搅拌杯中。

2. 加入适量纯净水，盖上盖，选择"榨汁"功能，榨取玉米汁。

3. 揭开盖，将榨好的玉米汁倒入锅中，拌匀，加盖，用大火煮沸。

4. 揭开盖，加入适量蜂蜜，拌至玉米汁味道均匀。

5. 盛出煮好的玉米汁，装入杯中，放凉即可饮用。

扫一扫·轻松学

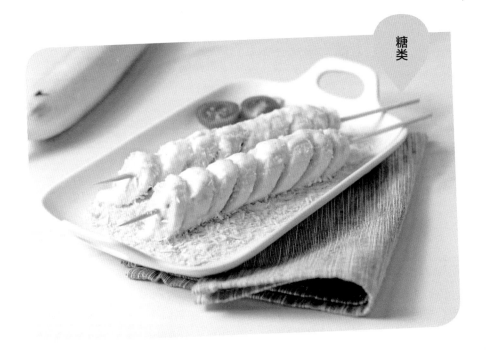

糖类

冻香蕉

原料：香蕉 1 根，酸奶 40 毫升，面包糠少许。

扫一扫·轻松学

做法：

1. 香蕉去皮，切成约 1 厘米厚的片。

2. 香蕉片用竹签穿成串，放入盘中。

3. 淋上酸奶，两面撒上面包糠。

4. 换一个干净的盘子，装入香蕉串。

5. 放入冰箱冷冻两个小时，取出即可。

葡萄柚猕猴桃沙拉

原料： 葡萄柚 200 克，猕猴桃 100 克，圣女果 70 克。

调料： 炼乳 10 克。

做法：

1. 洗净的猕猴桃去皮，去除硬芯，把果肉切成片。

2. 葡萄柚剥去皮，切成小块；洗好的圣女果切成小块。

3. 把切好的葡萄柚、猕猴桃装入碗中，挤入适量炼乳，拌匀。

4. 取一个干净的盘子，摆上圣女果装饰，将拌好的沙拉装入盘中即可。

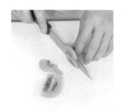 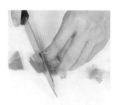 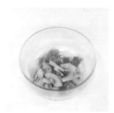 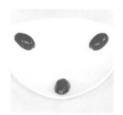

营养小贴士：

　　葡萄柚的营养功效丰富，包括滋养组织细胞、增加体力、舒缓支气管、利尿等，做成水果沙拉，简单美味，备孕期女性和男性都可以适量食用。

扫一扫·轻松学

糖
类

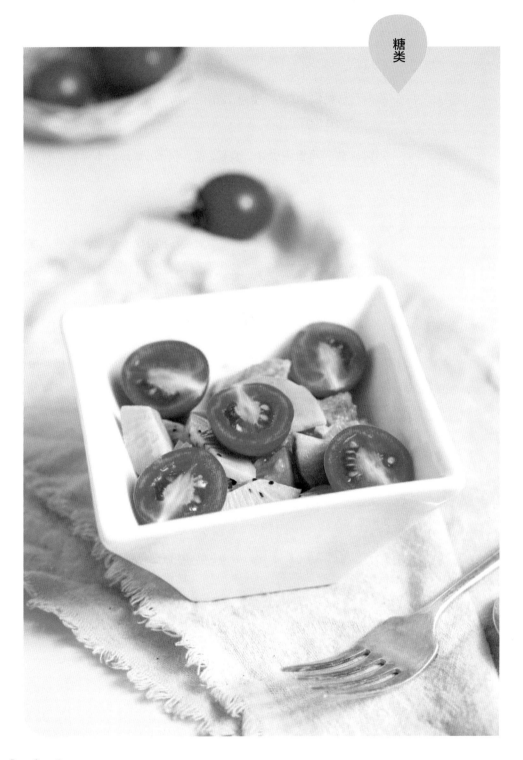

核桃枸杞肉丁

原料： 核桃仁 40 克，瘦肉 120 克，枸杞 5 克，姜片、蒜末、葱段各少许。

调料： 盐、鸡粉各少许，食粉2克，料酒4毫升，水淀粉、食用油各适量。

脂肪

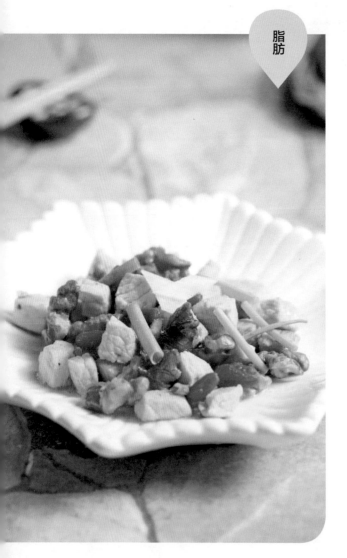

做法：

1. 洗净的瘦肉切丁，装碗，加盐、鸡粉、水淀粉、食用油，腌至入味。

2. 锅中注水烧开，加入食粉、核桃仁，焯 1 分 30 秒。

3. 把焯过水的核桃仁捞出，放入装有凉水的碗中，去除外衣，装盘待用。

4. 热锅注油，烧至三成热，倒入核桃仁，炸出香味，捞出。

5. 锅留底油，放入姜片、蒜末、葱段，爆香。

6. 倒入瘦肉丁，炒至转色，倒入料酒、枸杞，加盐、鸡粉、核桃仁，炒匀盛出即可。

扫一扫·轻松学

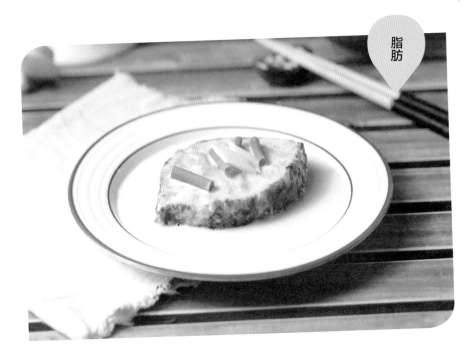

脂肪

奶油鳕鱼

原料： 鳕鱼肉 300 克，鸡蛋 1 个，奶油 60 克，
面粉 100 克，姜片、葱段各少许。

调料： 盐、胡椒粉各 2 克，料酒、食用油各适量。

扫一扫·轻松学

做法：

1. 洗净的鳕鱼肉装碗，加入盐、料酒、姜片、葱段、胡椒粉，腌至入味。

2. 在腌渍好的鳕鱼肉上打入蛋清，拌匀，待用。

3. 煎锅置于火上，注入适量食用油，烧热。

4. 将鳕鱼滚上面粉，放入锅中，用中小火煎出香味。

5. 翻转鱼肉，煎至两面熟透，关火后盛出鱼块，待用。

6. 煎锅置于火上，倒入奶油，烧至熔化。

7. 倒入鱼块，用中火略煎一会儿，至鱼肉入味。

8. 关火后盛出煎好的鱼肉即可。

板栗红烧肉

原料： 猪肉 500 克，板栗 70 克，生姜片、大蒜、八角、葱段各适量。

调料： 糖色、料酒、老抽、食用油各适量。

做法：

1. 将洗好的猪肉切块；板栗去壳，洗净。

2. 热锅注入食用油烧热，倒入板栗，炸熟，捞出，锅留底油，倒入猪肉，炒至出油。

3. 倒入洗好的八角、生姜、大蒜，加入糖色，拌炒匀。

4. 加料酒、老抽、板栗、水，加盖，焖至入味，揭盖，倒入葱段，炒匀盛出即可。

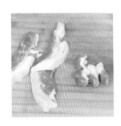 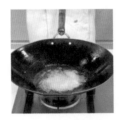 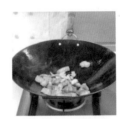 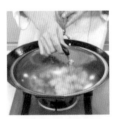

营养小贴士：

　　红烧肉的脂肪含量丰富，能为备孕女性提供丰富的营养物质，但要注意一次不要吃太多，以免引起肥胖，反而不利于备孕。

扫一扫·轻松学

脂肪

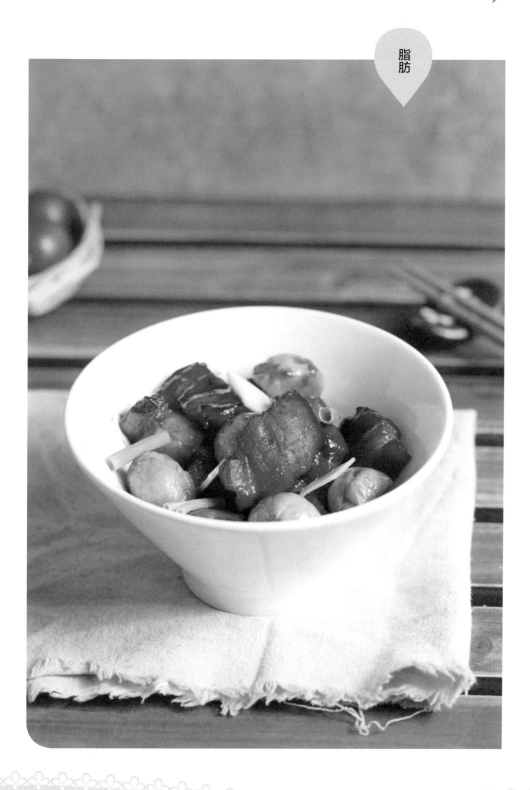

香浓牛奶炒饭

原料： 米饭 200 克，青豆 50 克，玉米粒 45 克，洋葱 35 克，火腿 55 克，胡萝卜 40 克，牛奶 80 毫升，高汤 120 毫升。

调料： 盐、鸡粉各 2 克，食用油适量。

钙

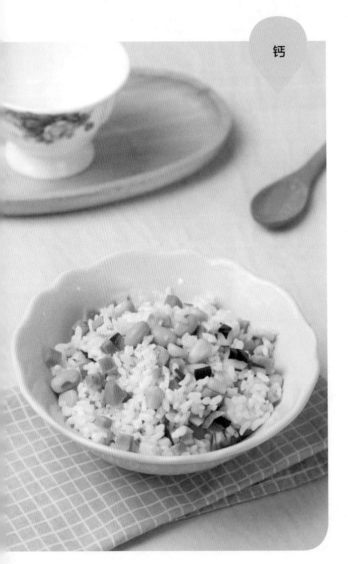

做法：

1. 处理好的洋葱切粒，火腿切粒，去皮的胡萝卜切丁。

2. 锅中注水烧开，倒入洗净的青豆、玉米粒，汆后捞出。

3. 热锅注油烧热，倒入青豆、玉米粒、火腿、胡萝卜、洋葱，炒匀。

4. 倒入备好的米饭，翻炒片刻至松散，注入适量牛奶、高汤，翻炒出香味。

5. 加入少许盐、鸡粉，翻炒均匀，调味。

6. 关火后将炒好的饭盛出，装入盘中即可。

扫一扫·轻松学

钙

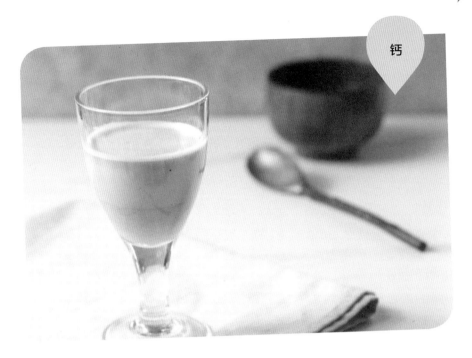

虾皮紫菜豆浆

原料： 水发黄豆 40 克，紫菜、虾皮各少许。

调料： 盐少许。

扫一扫·轻松学

做法：

1. 将已浸泡 8 小时的黄豆倒入碗中。

2. 注入适量清水，用手搓洗干净，倒入滤网中，沥干水分。

3. 将备好的虾皮、黄豆、紫菜倒入豆浆机中。

4. 注入适量清水，至水位线即可。

5. 盖上机头，选择"五谷"程序，再选择"开始"键，开始打浆。

6. 待豆浆机运转约 15 分钟，即成豆浆。

7. 断电，取下机头，把煮好的豆浆倒入滤网中，滤取豆浆。

8. 将滤好的豆浆倒入杯中，加入少许盐，搅匀即可。

豆皮蔬菜卷

原料： 豆腐皮 80 克，瘦肉 165 克，生菜 75 克，火腿肠 55 克，黄瓜 85 克，葱条少许。

调料： 甜面酱 12 克，料酒 4 毫升，生抽 5 毫升，鸡粉少许，食用油适量。

做法：

1. 洗净的黄瓜切成细丝；将火腿肠去除包装，切丝；洗好的生菜切粗丝；洗净的豆腐皮切成大小均匀的方块；洗好的葱条切丝；洗净的瘦肉切丝，备用。

2. 用油起锅，倒入瘦肉丝，炒至变色，淋入料酒，炒匀，放入适量甜面酱，炒至上色，加入少许生抽、鸡粉，炒匀调味。

3. 倒入切好的火腿肠，炒匀，放入葱丝，炒出香味，关火后盛出炒好的材料，装盘，制成馅料，待用。

4. 取一张切好的豆腐皮，放入生菜丝、黄瓜丝，再放入馅料，卷成卷，依此做完余下的材料，放入盘中即成。

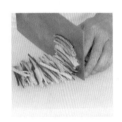
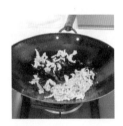
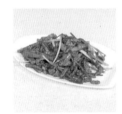
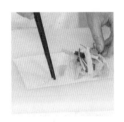

营养小贴士：

豆腐皮含有丰富的钙，搭配蔬菜制成卷，备孕期食用，具有补充钙质、保护心脏、开胃消食等功效。

扫一扫·轻松学

钙

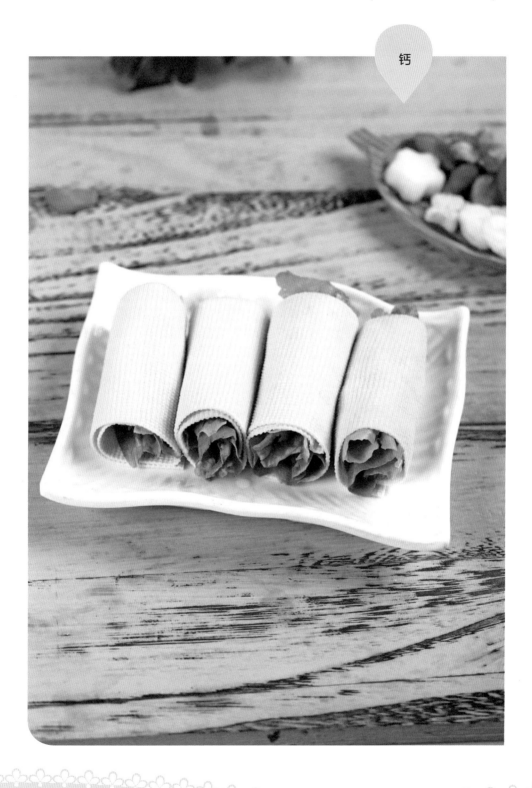

清炒海米芹菜丝

原料： 芹菜150克，红椒、海米各20克。

调料： 盐、鸡粉各2克，料酒8毫升，水淀粉、食用油各适量。

做法：

1. 洗净的芹菜切段；洗好的红椒去籽，切成丝。

2. 锅中注水烧开，放入海米、料酒，煮1分钟，捞出，待用。

3. 用油起锅，放入海米，爆香，淋入适量料酒，炒匀。

4. 倒入芹菜、红椒，加盐、鸡粉、水淀粉，快速翻炒均匀，盛出即可。

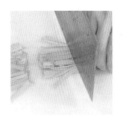 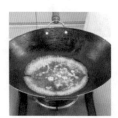 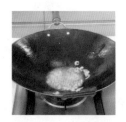 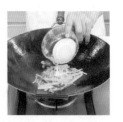

营养小贴士：

　　这道菜味道清淡，又不失营养，其中的海米可以为人体补充丰富的钙质，不仅有利于备孕，还能防治骨质疏松症。

扫一扫·轻松学

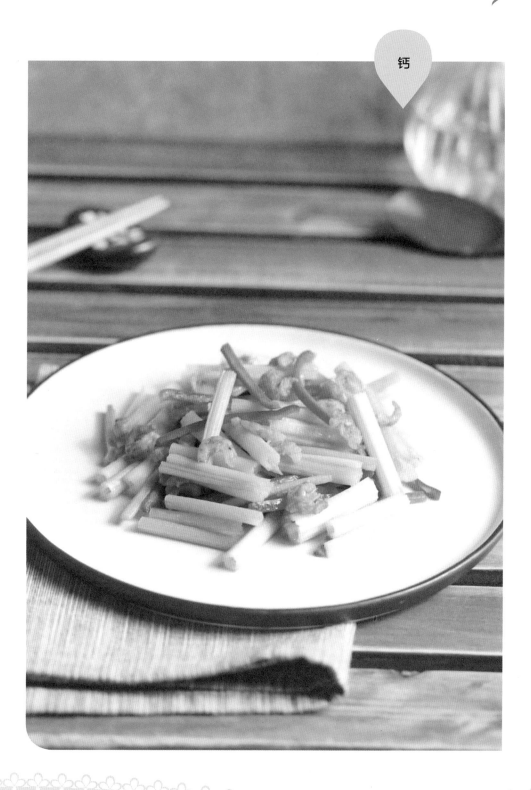

钙

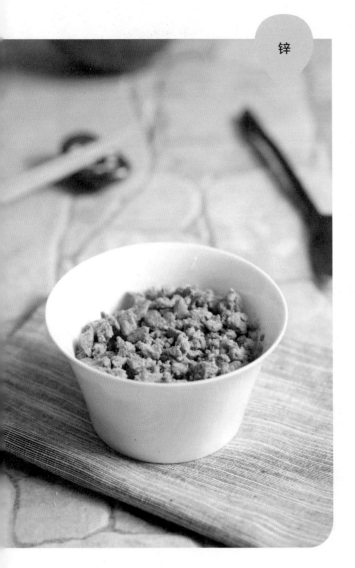 猪肝瘦肉泥

原料: 猪肝 45 克,猪瘦肉 60 克。

调料: 盐少许。

锌

做法:

1. 洗好的猪瘦肉切薄片,剁成肉末,备用。

2. 处理干净的猪肝切成薄片,剁碎,待用。

3. 取一个干净的蒸碗,注入少许清水。

4. 倒入切好的猪肝、瘦肉,加入少许盐。

5. 将蒸碗放入烧开的蒸锅中,加盖蒸约 15 分钟至其熟透。

6. 揭开锅盖,取出蒸碗,搅拌几下,使肉粒松散。

7. 另取一个小碗,倒入蒸好的猪肝瘦肉泥即可。

扫一扫·轻松学

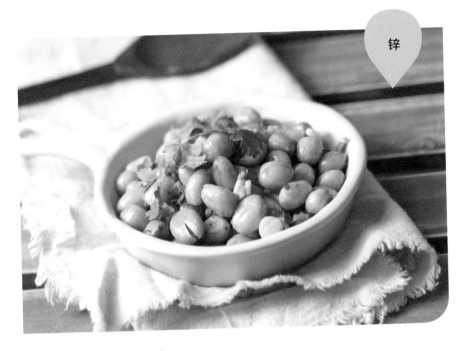

锌

扫一扫·轻松学

老醋花生米

原料： 花生米 200 克，香菜 10 克。

调料： 陈醋 20 毫升，盐 2 克，食用油适量。

做法：

1. 将洗净的香菜切末，装入盘中。

2. 锅中注水，倒入洗净的花生米，煮约 15 分钟至熟，捞出沥干。

3. 锅中注油，烧至三成热，倒入花生米，炸至米黄色。

4. 捞出花生米，沥干油，装入盘中备用。

5. 碗中倒入适量陈醋，加入盐，拌匀调味。

6. 倒入花生米、香菜末，拌匀，装入盘中即可。

白萝卜牡蛎汤

原料： 白萝卜丝 30 克，牡蛎肉 40 克，姜丝、葱花各少许。

调料： 料酒 10 毫升，盐、鸡粉各 2 克，芝麻油、胡椒粉、食用油各适量。

做法：

1. 锅中注入适量的清水烧开，倒入白萝卜丝、姜丝。

2. 放入牡蛎肉，淋入少许食用油、料酒，搅匀。

3. 盖上盖，焖煮 5 分钟至食材煮透；揭盖，淋入芝麻油、胡椒粉、鸡粉、盐。

4. 拌至入味，将煮好的汤装入碗中，撒上葱花即可。

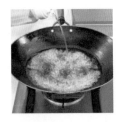 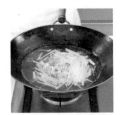 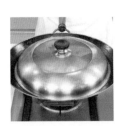 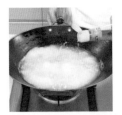

营养小贴士：

牡蛎所含的糖原是人体内能量的储备形式，能提高人的体力和大脑的活动效率，其还含有丰富的锌，是补益身体的良好食材，炖汤滋补效果更佳，适合备孕期食用。

扫一扫·轻松学

锌

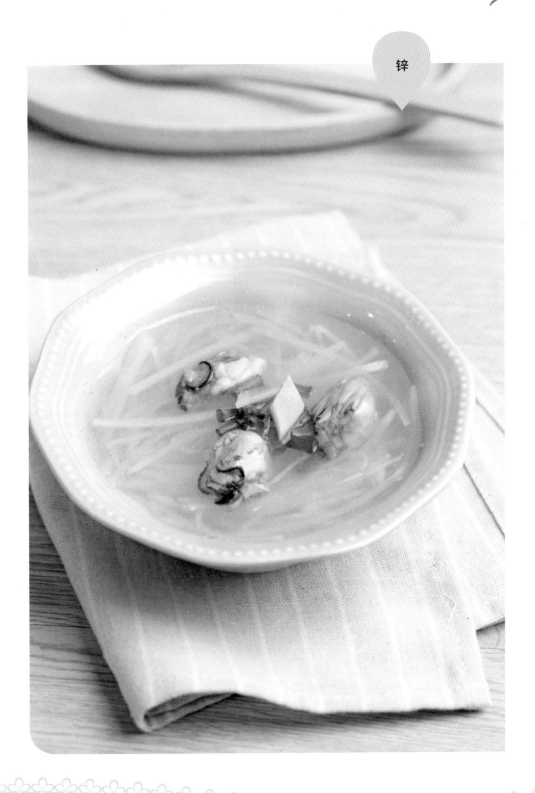

口蘑炖豆腐

原料: 口蘑 170 克,豆腐 180 克,姜片、葱碎、蒜末各少许。

调料: 盐、鸡粉各 1 克,胡椒粉 2 克,老抽 2 毫升,蚝油 3 克,生抽、水淀粉各 5 毫升,食用油适量。

铁

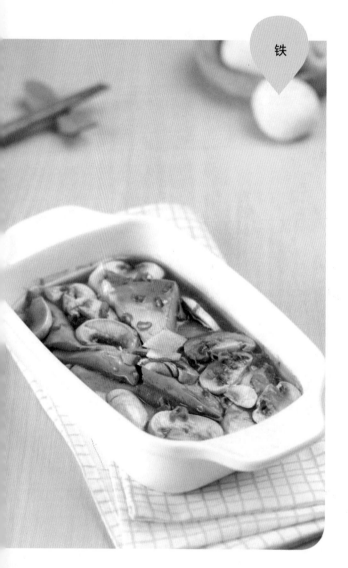

做法:

1. 洗净的豆腐以横刀从中间切开,切三段,再把每段对切开,成三角状;洗好的口蘑切片。

2. 沸水锅中倒入口蘑片,氽至断生,捞出,沥干水分。

3. 用油起锅,倒入葱碎、姜片和蒜末,爆香,放入口蘑片、蚝油、生抽,翻炒均匀。

4. 注入少许清水至没过锅底,倒入豆腐,加入盐,加盖,炖 15 分钟至食材熟软。

5. 揭盖,加入鸡粉、胡椒粉、老抽、水淀粉,轻晃炒锅,稍煮片刻至入味收汁,关火后盛出即可。

扫一扫·轻松学

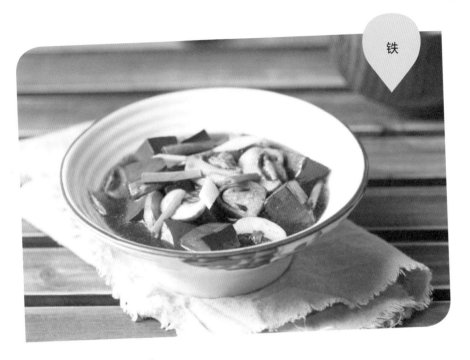

铁

双菇炒鸭血

原料： 鸭血 150 克，口蘑 70 克，草菇 60 克，姜片、蒜末、葱段各少许。

调料： 盐 3 克，鸡粉 2 克，料酒 4 毫升，生抽 5 毫升，水淀粉、食用油各适量。

扫一扫·轻松学

做法：

1. 洗净的草菇切成小块，洗好的口蘑切粗丝，洗净的鸭血切成小方块。

2. 锅中注水烧开，加入盐，放入草菇、口蘑，煮至断生，捞出沥干。

3. 用油起锅，放入姜片、蒜末、葱段，用大火爆香。

4. 放入草菇、口蘑，翻炒几下，淋入料酒、生抽，炒匀。

5. 倒入鸭血块，注入清水，轻轻翻动，使食材浸入水中。

6. 加入盐、鸡粉，炒匀调味，续煮片刻至全部食材熟透。

7. 用大火收汁，待汁水渐浓时倒入水淀粉，快速翻炒匀。

8. 关火后盛出炒好的菜肴，放在盘中即可。

肉末木耳

原料： 肉末70克，水发木耳35克，胡萝卜40克。

调料： 盐少许，生抽、高汤、食用油各适量。

做法：

1. 洗净的胡萝卜切粒，水发木耳切成粒。

2. 用油起锅，倒入肉末，搅松散，炒至转色。

3. 淋入生抽，倒入胡萝卜、木耳，倒入适量高汤，拌炒匀。

4. 加入适量盐，炒匀调味，盛入盘中即可。

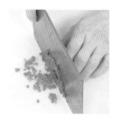
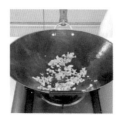
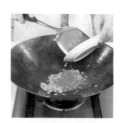
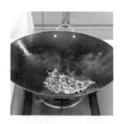

营养小贴士：

　　木耳性平，味甘，富含蛋白质、脂肪、多糖等营养元素，营养价值极高，具有补气血及强壮身体之功能，女性备孕期食用可以提高身体免疫力，有利于怀孕。

扫一扫·轻松学

铁

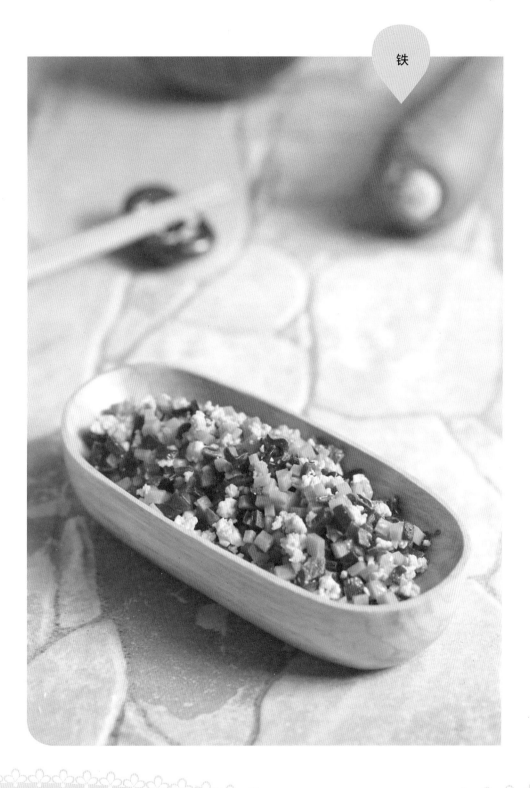

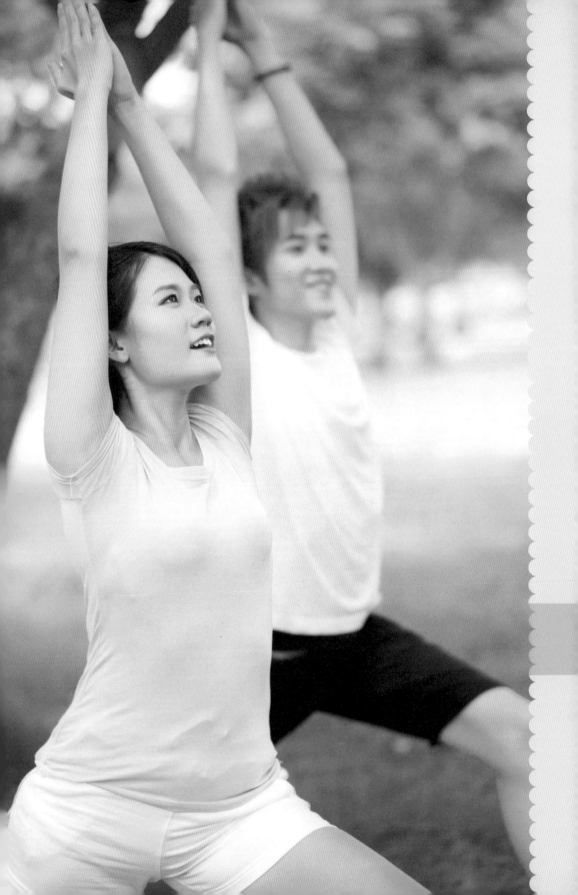

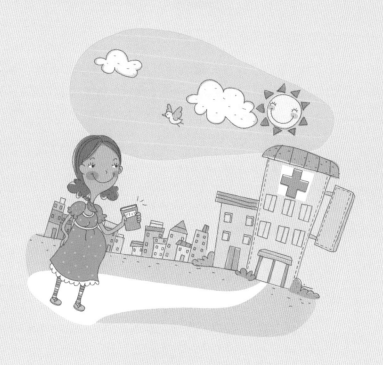

Chapter 4

快乐"孕"动，打造备孕好体质

　　生命在于运动，孕育生命的过程也需要运动。备孕女性养成做运动的好习惯，不仅可以增强自身免疫力，提高血液的含氧量、增强心肺功能，还能为胎宝宝创造更有利的生存条件，打好孕育基础。

一、生命在于"孕"动

不论在生命的哪个阶段，适当的运动对于身体健康都是有益的。在生活和社会压力日益加大的今天，运动不仅可以强身健体，还可以缓解精神压力、舒缓情绪。

备孕期间，运动让你"孕"力十足

准爸爸和准妈妈的身体好，孕育的宝宝才会强壮。好体质不仅需要先天的条件，后天的锻炼亦不可少，运动是锻炼身体的好方法，尤其是在备孕期间，适当的运动有利于提高精子和卵子的质量，还可使准妈妈在生产时更有力量。

运动可排出体内存留的毒素

如今，环境污染日益严重，全国多个城市到秋冬季节便会出现持续的雾霾天气。而人体每天都会通过呼吸、饮食和皮肤接触等方式，从环境中吸收毒素，如果这些毒素在人体内不断增多，长时间排不出去，就会对人体健康造成危害，有些毒素在怀孕后还可能危害胎儿的健康。运动被证实是排出人体内毒素较为有效的方法，运动量达到一定程度后，身体会出不少汗，通过皮肤上的汗腺和皮脂腺排出体内的毒素。孕前养成良好的运动习惯，让身体出出汗，可为胎儿提供优质的孕育环境。

运动可增强母体体质

孕前运动比孕期运动的潜在危险性低，还能将备孕夫妻的各项机能调节到理想状态，为胎儿提供一个良好的胚胎环境，从而增加受孕的概率。此外，孕前运动还可增强母体体质、促进机体新陈代谢、消除脑细胞疲劳，并增强心脏功能、呼吸系统功能及加强女性骨盆部的肌肉力量，这些都可为孕妇分娩时提供有利的条件。

制订适合自己的运动计划

实施一个完善的孕前运动计划不仅可在孕期保护产妇及胎儿的安全，还能降低女性产后恢复的难度。备孕夫妻应根据自身情况选择适宜的运动方式和强度来进行锻炼，以达到良好的锻炼效果。

 孕前运动的时间计划

孕前运动应在怀孕前半年到一年就做好完善的计划，并开始实施。因为运动的效果不是一朝一夕能达到的，而是一个循序渐进的过程，需要锻炼一定的时间才能为怀孕创造条件。女性每天坚持锻炼的时间为 15 ~ 30 分钟，以出汗为佳。男性锻炼的时间可延长些，工作压力大的人可考虑每天运动 30 ~ 45 分钟，以不引起疲劳为佳。运动应在身体状况良好时进行，一天的早上、傍晚、睡前都是运动效果较好的时间。此外，晨练不宜过早，以免诱发其他疾病。运动量应随着锻炼时间而逐渐加大，锻炼时应在空气较为新鲜的时间段进行。

备孕运动男女各不同

由于男女身体构造和素质不一样，所以在备孕期间，夫妻双方在运动方式的选择上也会有所不同。女性身体的柔韧性和灵活性较强，但是耐力和力量较差，因此应选择慢跑、游泳、瑜伽等强度不大，又有利于增强柔韧性的运动，这些运动方式有助于提高女性的免疫力，缓解孕后产生的不适，还有助于自然分娩；男性的力量感和速度感较强，宜选择跑步、游泳、篮球、俯卧撑等运动，这些运动有利于增强男性肩膀、手臂、腰部和背部的力量，使人精力充沛、代谢旺盛，雄激素的分泌大量增加，促使精子细胞成熟和活力增强，有助产生健康、有活力的精子。

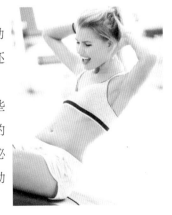

女性孕前运动的重点部位

女性孕前运动除了锻炼全身的肌肉和关节，还要有重点，这些重点部位直接关系到孕期健康和产后恢复。

胸部 女性在怀孕后胸部会胀大，甚至产生胀痛感，使孕妇感到不舒适。孕前积极锻炼胸部，可以提高肺活量和心脏摄氧能力，促进胸部的血液循环，减少孕期不适。对于产后哺乳的女性而言，还可以促进产后胸部良好形态的恢复，防止下垂等。

腹部 怀孕期间受妊娠子宫的增大、肾上腺皮质激素的增多、腹壁皮肤张力加大等情况的影响，准妈妈会产生妊娠纹。孕前加强腹部的锻炼，并经常做按摩等，可增加腹部皮肤的弹性，预防产后腹部皮肤松弛，减轻怀孕时日益加重的腹部负担。腹部锻炼还能保持盆骨在正确的位置上，保证胎儿和生产时女性的安全。此外，腹部运动还可提高盆腔内的肌肉力量及控制能力，对顺产的人有帮助，也利于生产后性功能的恢复。

背部 怀孕期间肚子越大，背部的负担越大，腰部的支撑需要强而有力的背部肌肉。不少女性会有妊娠腰痛，就是因为背部肌肉太过薄弱。在站立姿势下，孕妇的背部肌肉承受着相当于未孕女性体重2~4倍的负担。因此，为了更好地保护躯干，保持脊柱的中立状态，使内脏不受压迫，保证孕期身体各项功能的正常运转，加强背部肌肉的锻炼不可少。

腿部 为了让女性在孕期能更好地支撑身体，需要有强有力的腿部支撑。孕前加强腿部的锻炼，能提高腿部肌肉的柔韧性和关节的灵活性、稳定性，保证孕期体重增加后的正常生活。此外，还可以提升下肢的血液回流能力，减缓孕期水肿等不适。如果能适当做些大腿后侧的肌肉锻炼，还可防止臀部下垂。

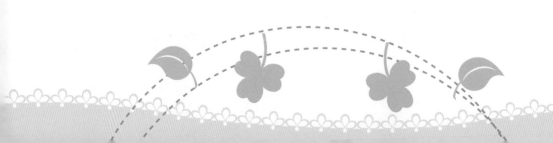

备孕运动的注意事项

备孕运动要保持适度和持之以恒，此外，还应穿着合适的服装，这样才能达到良好的助孕功效。

运动要适度

备孕期的夫妻运动一定要适度，因为过度运动会导致体力透支，进而影响生育能力。女性运动的时间不可太长，因为时间过长会造成免疫力下降，反而不利于身体抵抗力的提高，还会增加被感染的概率，引起各种疾病；男性运动过度则会消耗大量能量，并由于缺氧而造成呼吸困难，还可能产生大量乳酸等酸性代谢产物，从而影响精子质量。锻炼前还应先做一些肢体伸展运动，如做体操、活动腰身等，为有氧代谢运动做准备。

运动需坚持

做好孕前运动计划后，要按照计划执行，不可随意更换运动的方式，如果每项运动做一两天就不做了，则很难达到预期的效果。因此，要选择适合的几种运动并坚持下去，才能为怀孕打好基础。对于上班族而言，在工作之余每天都应抽空锻炼，下班后再累也要适当动一下，最好能做到每周运动三次。室内、室外的运动皆可，要将运动变成孕前生活中的一种习惯。

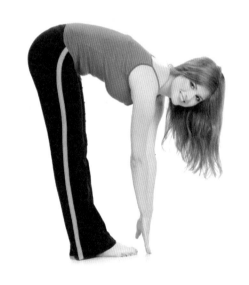

运动衣着要舒适

运动时的衣着以舒适和利于散热为主，尽量穿宽松、透气性能好的衣服，不可穿高跟鞋，以性能较好的运动鞋为佳，寒冷的天气中锻炼还要注意衣服的保暖和轻便。不宜穿紧身裤，运动中会大量出汗，如果透气性不好的话，容易造成生殖系统感染。

运动前后进食要注意

食物进入到胃里后，需要很长一段时间才能被消化吸收，如果饭后马上运动就会妨碍膈肌活动，使呼吸受到很大影响，还容易牵扯肠系膜，造成腹痛和不适，甚至会出现胃下垂。一般在吃完饭后 1 ～ 2 小时再运动较为合适。运动前也不可吃得太饱，否则会影响消化，并造成胃肠膨胀。此外，要少吃能产生气体的食物，如豆类、薯类等，这些食物在运动过程中，因肠胃运动缓慢，气体不易排出，易产生腹痛。

此外，运动后马上吃饭也是不可取的，因为运动过后胃肠蠕动减弱，消化液分泌减少，消化系统的血液也会减少，功能下降，需休息一段时间才能恢复正常，立即进食会影响食物的消化吸收，对身体不利，还可能引起消化不良、慢性胃炎等肠胃疾病。

运动后不要立即洗澡

运动时人体新陈代谢增强，体温升高，全身皮肤表面血管扩张，毛孔放大，排汗增多，血液多在四肢及皮肤，需要一段时间回流。如果运动后马上洗澡，尤其是洗冷水澡，就会刺激皮肤表面血管，使其立刻收缩，毛孔迅速关闭，导致体内大量热气无法发散，引发疾病。如果血液不能回流，洗澡会使血液进一步集中到四肢及皮肤，可能造成大脑、心脏供血不足。运动后应擦干汗，并适当休息后再去洗澡。

运动时不可大量饮水或吃冷饮

运动时由于出汗多，需要补充水分，如果这时大量喝水，不但不能补充水分，还会造成体内盐分大量流失，可能导致抽筋等现象。此外，运动后大量饮水还会使血液的循环流量增加，加重心脏负担。运动中体温会升高，急于吃冷饮降温也是不可取的，因为容易造成肠胃功能紊乱，出现痉挛，引起胃肠绞痛。因此，运动后宜稍事休息，再适量喝点淡盐水补充盐分和水分。

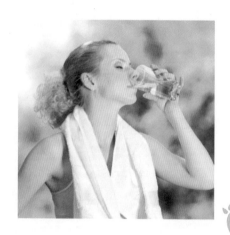

二、备孕期常见运动项目推荐

孕前健身主要是为了增强自身体质，做好怀孕准备，因此，运动以从容缓和并能达到锻炼目的为主。常见的运动方式中有不少适合备孕时期，下面列举了几个，供备孕夫妻参考。

散步

适合散步的人群十分广泛，也是较为简单的运动方法。饭后散步是人们喜欢的运动方式之一，随着人们对健康的关注以及亚健康人数的增多，散步越来越受到欢迎。特别是对于长时间在办公室坐着的人，工作的空闲之余散散步有利于身心健康。

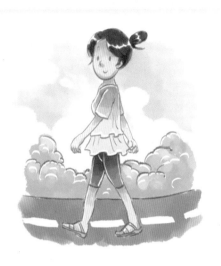

备孕功效

> 长期坚持散步可以活动关节，舒缓白天因工作等原因造成的紧张情绪，并使经络通达、气血和畅，预防冠心病、糖尿病等疾病。散步也是消除疲劳，放松和清醒头脑的一种运动方式，可使备孕的人感到身心舒畅。散步还能够促进消化系统的血液循环，使胃肠蠕动增加，提高消化能力，有利于孕妈妈的营养吸收。

注意事项

> 散步应在空气新鲜、空间宽敞的环境中进行，不要在车辆、行人拥挤的交通要道，以及杂乱的噪声及机动车排放尾气的马路旁散步。步伐要从容和缓，走的时间不用过长，将压力或烦心事先放放，通过放松达到解除大脑疲劳和益智养神的目的。早晨、饭后、睡前是适合散步的时间。大雾天、雨天或雪天不宜外出散步，另外，散步时要根据天气变化适当增减衣服，以免生病。

游泳

游泳是备孕夫妻都适合的运动，能避免常规运动给人体造成的损伤。不同的游泳姿势所锻炼到的肌肉不同，给身体带来的影响也不同，备孕夫妻可以根据身体状况选择适合自己的姿势，以锻炼身体某些薄弱部位的肌肉力量。游泳不一定需要多高的技术，在水中行走或套着救生圈游都可以达到锻炼的目的。

备孕功效

游泳可以锻炼女性的背部肌肉力量，为孕后支撑不断增长的体重做准备。对于脊背不好的人而言，游泳时凭借水的浮力承托，加上仰卧等姿势，能让脊椎在无重压状态下运动，有利于脊背的康复。

游泳还可以增强心血管系统的功能，增强体质，提高耐力、柔韧性和协调性，预防感冒等疾病。此外，游泳还能通过调节内分泌，改善情绪，使人在备孕期间保持良好心态，提高怀孕的概率。

注意事项

游泳的运动时间不宜过长，水温不能过低，以免造成肌肉痉挛。应到有卫生许可证的泳池游泳，要注意卫生，避免细菌通过池水传播，导致交叉感染，女性游完泳后应仔细清洗外阴。尽量不要坐在泳池边的平台或地上，因为来往的人多，容易感染细菌，以防引起妇科疾病而造成不孕。阴冷天不宜游泳，也不要在户外的溪水或泉水中游泳，因为女性的抵抗力和适应性较差，这些情况下游泳容易引发感冒等疾病。避免在月经期和排卵期游泳，因为此时阴道的抗菌能力比平时差，容易发生感染。

跳绳

跳绳简单易做，但也花样繁多，可以变换着练习，增加锻炼的趣味。跳绳对运动场地的要求较低，器械简单，是一项适合大众的体育健身运动，特别适宜在气温较低的季节作为健身运动。这种运动耗时少、耗能大，对于备孕期间的女性尤为适宜，可以在短时间内训练到全身的肌肉。

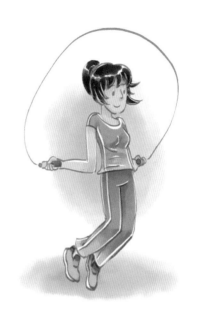

备孕功效

跳绳可以提高身体素质，保持良好的体态，增加人的灵活性，让全身的肌肉变得紧实，尤其是可以消除大腿上的多余脂肪，增加腿部力量，还可使胸大肌和臀大肌变得结实和富有弹性，这对女性孕后和产后恢复都是极好的。孕前就有腰酸背痛的人，通过跳绳可以有效缓解。跳绳对孕期常见的疾病如高血压、糖尿病等也有很好的预防作用。因为运动过程中需要手脑并用，注意力集中，所以跳绳能够让人暂时忘掉烦恼、放松精神，从而有利于心理健康。

注意事项

跳绳应循序渐进地进行，运动的中间可以做些放松运动，休息片刻再继续。跳之前不可大量饮水，需先做些热身运动，开始时速度可慢些，身体热了之后再加快速度，但不可过快。跳绳一般需坚持30分钟以上，但不可超过2小时，以免造成身体疲劳，每周应坚持跳4次以上。跳绳时注意选择软硬度适合的草地、泥土地或木地板，并穿质地较软的鞋，以免在运动过程中弄伤关节。

爬山

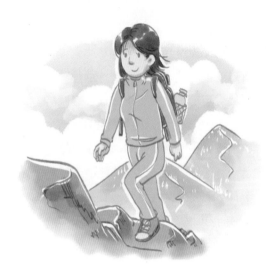

对于久居城市的人来说，爬山可以享受充足的阳光，呼吸新鲜空气，既可锻炼身体，又可体验大自然的美妙。登山过程中，在陡坡或不平整的道路上行走可锻炼人的平衡能力。山巅之上开阔的视野，对于平时久坐在电脑前的上班族来说可以缓解眼睛的疲劳，这是在空气污染较重、能见度较差的都市里所不具备的。

备孕功效

爬山对关节、骨骼和肌肉都有良好的锻炼作用，能使身体的血液循环得到改善，促进肌肉的蛋白质合成，使肌肉坚韧有力，以及帮助排出体内的有害物质。经常爬山还可以提高人体的免疫力，减少感冒、肺炎等疾病的发生，改善大脑的供血状况，降低神经系统的疲劳和精神紧张。爬山是下肢承受力量的运动，有助于改善关节的功能，保持肌肉和运动器官的协调，这对怀孕期间需要承担腹部重量的女性来说可以起到很好的锻炼作用。备孕期间通过爬山，亲近大自然，还可放松身心，缓解压力。

注意事项

爬山除了要带上必要装备和注意天气变化等情况外，还要选择一双合适的登山鞋，以防运动过程中造成脚的损伤。登山前应做一些热身运动，尤其是对于平时爬山较少的夫妻而言，利用10~20分钟做一些肌肉伸展运动，放松全身肌肉，这样攀登时会感觉轻松许多，还可以使用登山杖减轻身体负担。中途休息时不要坐在潮湿的地上和风口处，出汗时不要脱衣摘帽，以防备孕期受寒。下山时不要走得太快，避免膝关节受伤或肌肉拉伤，休息时可按摩腰腿部肌肉，防止肌肉僵硬。

快走

在公园或小区内常见有中老年人以快走的方式锻炼身体，其实这也是非常适合年轻人的运动方式，特别是对于平时懒得动的人而言，快走既不费力又可达到强身健体的效果。不少备孕的夫妻平时都忽略了运动，如果难以接受其他运动的强度，快走也是不错的选择，可以夫妻俩一起运动，增进感情。

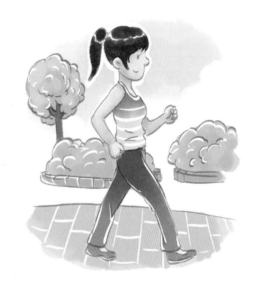

备孕功效

快走的运动强度不大，却可以锻炼腰、腹部肌肉等多部位的肌肉群，提升腹部的力量感，减轻怀孕后腹部的压力。快走还是增强体质和免疫力的理想运动方法，长期坚持可减少孕前的患病概率。据研究显示，有糖尿病家族史的人如果每天坚持快走，可以显著提高胰岛素的敏感性。快走还可促进全身的血液循环，是改善冬天脚部供血不足、脚部冰凉的好方法，可以避免因脚部受寒而导致的不孕。

注意事项

快走一般在饭后 1 小时再进行比较适宜。行走过程中姿势要正确，应抬头挺胸，手握空拳自然摆动，跨大步向前走，走路时可将意念放在脚上，能起到转移注意力和放松神经的作用。为了锻炼腹部肌肉，可将注意力放在收缩小腹上，走路时臀部适当地向前扭动，可让腹部肌肉承担更多的力量。快走比散步的速度要快，速度一般在每小时 4.5 千米左右，身体条件好的可以适当加快速度，体弱的则可适当减速，强度以微微出汗为佳，这样可以排出部分体内的毒素。

慢跑

慢跑速度不快，也不会使人太过劳累，对调节身心十分有益。但这种运动做起来并不是那么简单，对人的耐心和持久力更是一种考验，需要有毅力才能坚持下来。在空气较好时，能在户外跑最好，如果家附近没有条件，也可以借助机器在室内跑，原地跑也可以达到锻炼效果，关键是要坚持。

备孕功效

慢跑也是锻炼全身肌肉的运动，特别是对增加腿部的肌肉耐力很有效果，可为孕期支撑身体增加力量。慢跑对增进心肺功能和排毒的作用也较为明显，还可预防妊娠糖尿病、高血压，缓解便秘等症状。慢跑时，人体内的循环和代谢加快，从而使有害物质难以在体内停留和扩散，长期坚持，可使体内毒素排得更干净，为孕育胎儿提供有利的生长环境。

注意事项

慢跑时，呼吸很重要，因为在运动过程中需要更多的氧气，因此可以张口协助鼻进行呼吸。姿势上要保持上肢放松，下肢有弹性，身体前倾，幅度应以自然、舒适为好，小腿不宜跨得太远，避免跟腱因受力过大而劳伤，这样可以更好地锻炼腿部肌肉。如果出现不舒服的情况，可以稍作休息再跑。平时根据自己的身体情况调节时间，每次可跑30~40分钟，以慢跑后自觉有轻松舒适感，没呼吸急促、腰腿疼痛、特别疲乏等不良反应为宜。天气太寒冷或生病感冒时不要慢跑，以免加重病情或引起其他不利于怀孕的疾病。

健美操

　　健美操是在音乐的伴奏下，融体操、舞蹈等动作为一体的运动，强度低、观赏性大，是音乐与动作的完美结合，将人体语言艺术和体育美学融为一体，大致可分为大众健美操、竞技健美操和表演健美操，其中大众健美操对备孕女性较为合适。健美操已成为受广大女性欢迎的健身、健美、健心的运动方式之一。

备孕功效

　　健美操可以塑造女性的形体，防止孕期和产后身材严重变形。在欢乐的音乐声和优美的环境中锻炼，可以缓解压力，释放内心的压抑情绪。健美操对增强肌肉韧带和内脏器官功能，锻炼身体的柔韧性和协调性以及身体各部位的肌肉群，增强体质，改善备孕女性的健康状况都有很大的好处，还可控制体重，偏胖的人可以通过适当运动恢复到正常体重。

注意事项

　　不同动作的健美操可以训练不同的部位，备孕女性可选择能锻炼胸部、腹部、背部及腿部的动作练习。训练的强度应根据身体状况而定，初次做强度不宜太大，注意动作中的放松和落地的缓冲，以减小地面对小腿的冲击力。运动前需充分拉伸关节和韧带，锻炼过程中可采用少量多次的方法及时补水分。应在饭后 2 小时再锻炼，不可空腹锻炼，以免体力不支，造成疲劳。宜穿纯棉和柔软的衣服，运动后要及时清洗，避免感染细菌。

仰卧起坐

仰卧起坐是学生时代经常会做的运动，主要是锻炼腹部肌群，不需要花费多长时间，也不需要特定的场地，即使在家也可以做。但切不可认为这项运动可以随意做，只有按照标准动作做，才能达到锻炼的效果。由于此项运动锻炼的部位有局限性，建议配合其他健身方式一起做，以达到全身锻炼的效果。

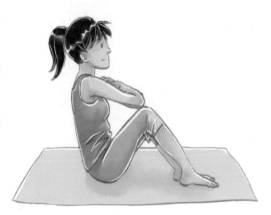

备孕功效

➡ 科学的仰卧起坐可以使腹部肌肉变得结实和有弹性，增强腹部肌肉的力量，使腹壁皮肤张力加大。腹肌的强壮可对背部起到较好的支撑作用，达到保护背部和改善体态的效果，缓解孕后期背部的压力。仰卧起坐过程中对呼吸的调整，能刺激肠胃的蠕动，便于排出体内的排泄物，清理体内毒素和预防便秘的发生。

注意事项

➡ 做仰卧起坐的正确姿势是，身体仰卧于地面或垫子上，屈膝成 90 度左右，脚部平放于地面上。根据本身腹肌的力量而决定双手安放的位置，双手越是靠近头部，进行仰卧起坐时越会感到吃力。刚开始做时可将手放于身体两侧，多练习几次后，可以把手交叉贴于胸前。不可将手指交叉放于头后面，以免用力时拉伤颈部的肌肉。锻炼时速度宜缓慢，配合呼吸完成，长时间锻炼才会有效果。运动过程中，不少人身体会不自觉地偏离向某一方向，要及时更正过来，以防腹部肌肉不均匀。

俯卧撑

俯卧撑通常被认为是适合男性的运动，由于需要一定的力量才可完成，令不少女性望而却步。其实，俯卧撑也非常适合女性锻炼，而且是一种简单又高效的健身方法，能提高女性身体多个部位的运动能力，并能检验女性的健康状况。

备孕功效

➡ 女性在备孕期间练习俯卧撑能加强胸部、腹部、背部等部位的肌肉力量。通过锻炼胸部的肌肉可以使胸部变得更加紧实，线条更加优美，同时还能塑造背部的线条和肌肉力量，练习时间越长，肌肉力量越强。腰部和腹部是女性最容易堆积脂肪的部位，适当做俯卧撑练习不仅起到了减肥的作用，还加强了腰腹部的力量。

注意事项

➡ 俯卧撑的一般做法是，人俯卧在床上或垫子上，双手和下肢用力向上抬起，肘和膝关节不能弯曲，要始终保持伸直，身体保持一条直线。一个动作至少坚持10秒钟，放松后再重复，以不使身体感到疲劳为准，每周可练习两次以上，运动前后应做一些放松和舒展运动。普通俯卧撑强度较大，做不到的女性可以练习一些力量较小的动作，如膝盖着地俯卧撑，改用双手和膝盖支撑身体，这样需要的力量就要小很多，没有尝试过的人可以先从这个动作开始练习。锻炼完后一定要注意放松踝关节和腕关节，以免受伤。

瑜伽

瑜伽是现在较为流行的健身运动，不管是孕前、孕期还是孕后都适宜练习，对身体的好处非常多。瑜伽可改善人们生理、心理、精神状况，是一种将身体、心灵与精神融合在一起的运动方式。这种运动对身心的影响，需要动作规范才能达到，因此应在专业的指导下练习，这样效果会事半功倍。

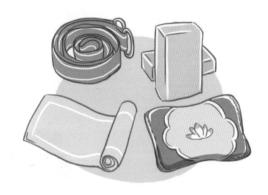

备孕功效

长期练习瑜伽能够调整生理功能，达到强身健体的作用，还能够增强抵抗力，减少感冒等疾病的发生，也是给身体排毒的好方法。有研究显示，长期练习瑜伽的女性更容易怀孕，因为练习瑜伽可使人身心舒畅，有保持头脑冷静和情绪稳定的作用，这对于长期因压力过大而导致不孕的女性来说是再适合不过的运动了。练习瑜伽还可以对内部器官按摩、调节，从而起到助孕的作用。有针对性地练习瑜伽还能改善女性背部、腰部或腿部等部位的不适，增强体质。

注意事项

备孕女性要避免练习难度大的动作，比如倒立等，应以慢速且较简单的动作为主。平时练习不可逞强，不要过度拉伸，能达到锻炼效果即可，且经期不宜练习。处于排卵期的女性应多练习伸展动作，以疏通胸部的气息，促进骨盆血液的流通。为了保证锻炼的效果和避免运动中造成不适，练瑜伽后一个小时内不要用餐，饭后两个小时内也应尽量避免练习。

备孕瑜伽示范动作（一）——猫式伸展

▶ 功效：活动脊椎，缓解腰背部酸疼，加强背部力量。

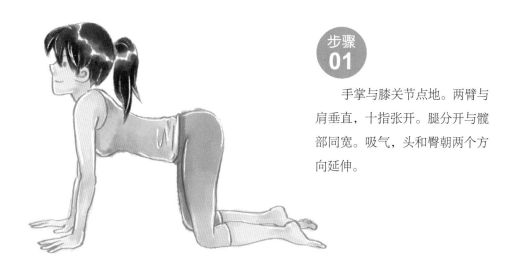

步骤
01

手掌与膝关节点地。两臂与肩垂直，十指张开。腿分开与髋部同宽。吸气，头和臀朝两个方向延伸。

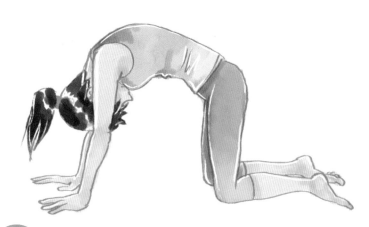

步骤
02

呼气，背部拱起。手臂保持在肩膀下方，保持缓慢呼吸。

备孕瑜伽示范动作（二）——蝴蝶式

▶ 功效：可将血液带到骨盆和小腿，促进血液循环，还可放松神经及情绪。

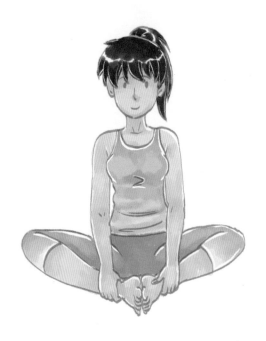

步骤 01

取坐姿，双膝膝盖向外，弯曲放松。双手抓住脚踝，吸气，挺直背部向上延伸。

步骤 02

呼气，背部向前伸展，保持均匀的呼吸，停留 3 ~ 5 分钟。吸气，回正；吐气，放松。

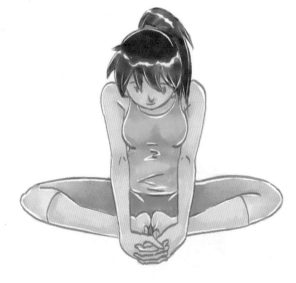

三、私人医生知心话：共同运动利受孕

运动能创造一种神奇的能量，当夫妻双方一起进行这项活动时，这种神奇的能量便转化为爱。夫妻在备孕期间一起进行一些运动训练，不仅是调养身体的一种方式，还能增进夫妻感情，进而提升怀孕成功率。

运动是夫妻感情的催化剂

人类行为学家发现，当两个人的距离在50厘米以内时，人体内会产生一种细微的生物电流，这种电流可以刺激人体中枢神经系统，并使人感到愉快，锻炼效果也会得到提高。夫妻双方共同运动，可以让这种物理反应催化升级。

幸福的见证

夫妻一起运动，无论是跑步、游泳，还是做操、练习瑜伽，亦或只是饭后散步，这就是一种身体力行的承诺——陪伴。

提升吸引力

借由亲密的肢体接触，重新让对方认识自己的身体和心灵，重温恋爱时那眼中只有彼此的时光，吸引力和魅力指数同步飙升。

增加运动动力

一起运动、一起流汗、一起感受身体的舒展、一起收获运动带来的成效，能让生活品质得到提升，让彼此更加亲近，也更能让运动坚持下去。

助"性"

双人运动不是为了助"性"而存在，但它确实有助于刺激内脏器官，提高身体的敏感度，还可增加性魅力、促进激素分泌。

彼此更加信任

很多运动方式需要夫妻双方共同配合完成，它需要全身心地付出与信任，信任是人生珍贵的财富之一，能让夫妻感情得到升华。

适合夫妻双方的健身"好孕"操

很多运动都适合夫妻双方一同进行，比如散步、慢跑、游泳、骑双人自行车等，偶尔一起去健身房运动也不错。下面介绍几套适合夫妻双方共同进行的健身操，动作和缓、简便易行、趣味性强、在家就能做，备孕夫妻每天都可以练习。

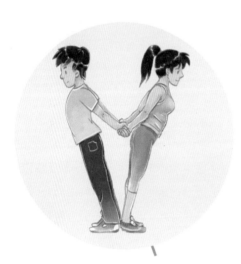

背对背拉手

动作要领：夫妻二人背靠背站立，双臂自然下垂，双手后伸相握，膝盖略微打开。拉紧双手，身体缓慢向前方倾斜，直至双肩完全舒展，保持这个姿势，做3~5组呼吸。此动作可以锻炼肩部、扩展胸部、缓解劳损。

站立式俯卧撑

动作要领：夫妻二人面对面站立，双脚分开与肩同宽，双手前伸相抵，双臂相互支撑，然后做站立式俯卧撑动作。

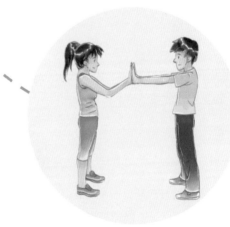

交替抬腿

动作要领：夫妻二人背靠背坐着，双手支撑地面，保持腰背挺直。双腿交替抬起，两人保持同一频率。交替抬腿动作可以锻炼腹部和腿部的肌肉，改善内脏器官功能。

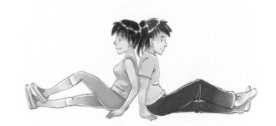

"V"字拉伸

动作要领：夫妻二人相对而坐，双手同时向前伸直，握住对方手掌；双腿并拢屈膝，脚趾相抵。吸气，单腿抬起伸直；呼气，再伸直另一条腿向上并拢，延展胸廓，提升脊椎。除保持躯干正直、腹部紧缩外，还要注意保持平衡。

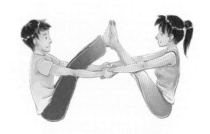

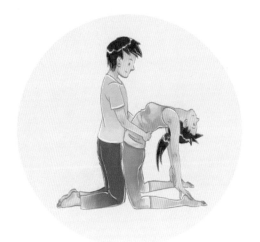

抱身后仰

动作要领：夫妻二人相对跪立，妻子双腿分开，与肩同宽，丈夫双膝并拢。丈夫抱住妻子腰部的同时，妻子上身慢慢后仰，手指指尖触碰脚后跟，放松颈部，头部后仰。整个过程中尽量让大腿与地面保持垂直，保持自然呼吸数秒钟，还原放松。

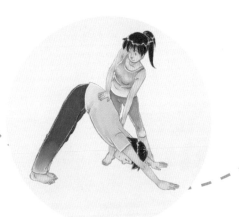

俯身下压

动作要领：丈夫跪坐在垫子上，双手向前撑地，吸气的同时手掌下压，慢慢伸直双腿，抬高臀部，脚跟着地。保持手臂和背部伸直，放松颈部，自然呼吸，保持5～10秒，慢慢还原。妻子可从旁辅助下压，丈夫背部保持挺直和还原的动作。此动作可以让身体得到很好的放松，消除肩颈疼痛。

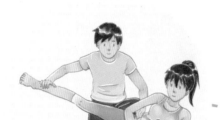

侧卧抬腿

动作要领： 妻子侧卧在垫子上，在手臂的支撑下略微抬起上半身。向上抬起右腿，做腿侧抬动作，左腿保持不动。丈夫握住其脚踝，在腿上抬、下降的过程中，同步施加反向阻力。两腿轮流做，可锻炼腿部和腰部肌肉。

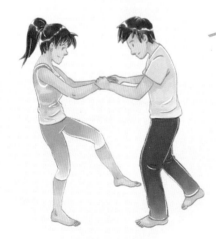

踩脚操

动作要领： 夫妻二人面对面站立，双手互握。两人分别用脚踩对方的脚，同时注意躲避对方的脚。踩脚操可以锻炼身体的灵活性，同时增加健身操的趣味性。

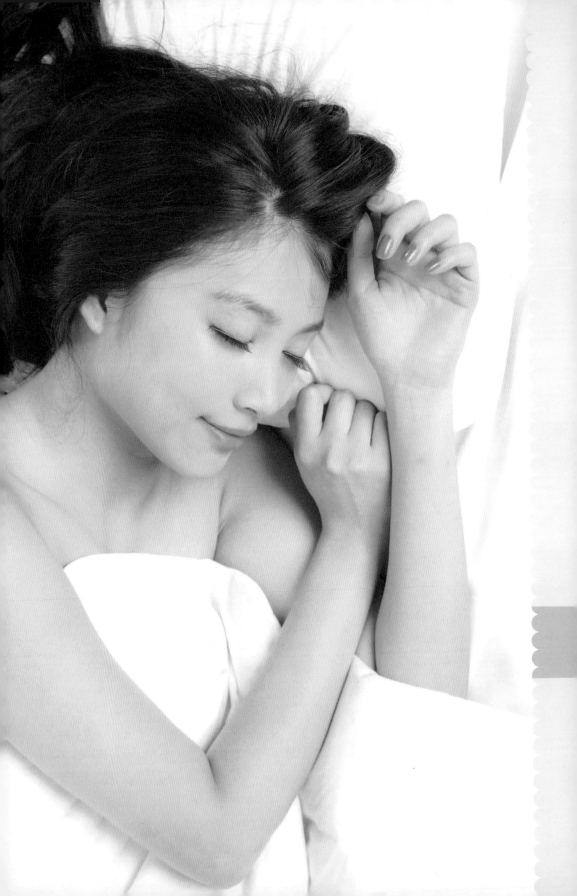

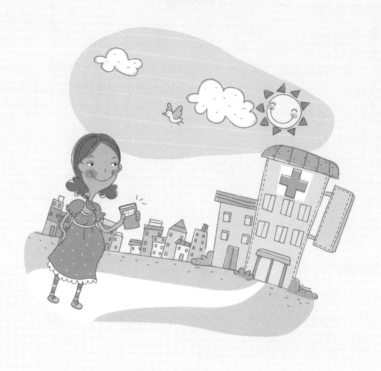

Chapter 5

生活 & 心理备孕，让好"孕"自然来

　　除了基本的身体调理，对生活中一些细节的把握，有助于备孕女性怀上优质的胎宝宝。当然，心理的调适也必不可少。注重生活细节，改掉不良的生活习惯，拥有良好心态，抛却心理压力，才能为轻松好"孕"助力。

一、科学备孕，从生活点滴做起

在积极备孕的过程中，很多生活细节都需要夫妻双方共同关注。要知道，不良的生活习惯是阻碍健康宝宝出生的"拦路虎"，如果能够保证健康的生活方式，顺利受孕的概率会提升好几倍。

为怀孕创造良好的家居环境

在备孕过程中，除了基本的身体、心理、生活习惯等准备之外，家居环境也很重要。在日常的备孕过程中，应注意以下几点。

居室要通风换气

为了确保室内有足够新鲜的空气，必须经常通风换气，这样才能减少室内浊气中的很多传染病菌，使室外清新空气与室内污浊空气进行交换，并排出不良气体。尤其是人口较多的住宅，更应该保持通风换气。

居室温度要适宜

应将室温保持在一个相对恒定的水平（22～24℃），这不仅有利于备孕夫妻的身体健康，也利于以后孕妈妈的健康和胎宝宝的发育。

室内湿度也很重要

室内湿度对人体的健康也有一定的影响。科学证实，50%的空气湿度是最适合准妈妈和胎儿的，在备孕期间就应注重居室空气湿度的调控，保证怀上健康宝宝。湿度太低，会使人口干舌燥、鼻干流血、免疫力下降；湿度太高，则会使被褥发潮、人体关节酸痛。因此，要保持适宜的湿度。室内太干，可在暖气上搭湿毛巾，也可在炉上放水壶或洒水；室内太湿，可以放置除湿剂。

备孕期间勿装修房子

新婚之后，很多小夫妻就会搬进新装修的婚房去住，一般来说，新房子装修后至少要3个月才能入住，因为装修材料中的有害物质需要一定的时间挥发。尤其是在夏天，气温高，有害气体挥发得更多。同理，在婚后备孕期间，最好也不要进行房屋装修。还要避免采购有强烈刺激气味的家具，如果是人造板制成的家具，若未做全部封边处理，也不宜采购。如果已经装修了，建议等过半年之后再怀孕，对孕育健康宝宝有好处，也能降低流产的可能性。

除螨灭蟑

在日常的居家生活中，螨虫、蟑螂都是令人讨厌的害虫。尤其是蟑螂，不仅携带多种病菌，会传播多种疾病，还会使人出现过敏反应，如过敏性哮喘、皮炎等。因此，一定要在怀孕前将它们消灭。因为怀孕后准妈妈的体质会变得更敏感，如果等到怀孕后再来除螨灭蟑就有点晚了。除了用药剂除螨灭蟑，还要将居室大扫除，尤其是桌子、抽屉、柜子等地方，杜绝蟑螂卵。另外，家中的沙发、床铺、地毯等都容易滋生螨虫，也要打扫干净。

整理家中的物品

1 将家中可能绊脚的物品重新放置，不仅能留出更多的生活空间，还能保障女性怀孕后的安全。

2 家中一切设施的摆放要便于准妈妈的日常起居；以准妈妈站立操作时不弯腰、不屈膝、不垫脚为宜。如整理一下衣柜和厨房，将经常使用的物品放在准妈妈站立时便于取放的地方。

3 居室内不宜摆放花草。

4 将家中的晾衣架或者晒衣绳适当调低，方便孕妈妈晾衣服。

5 在卫生间以及特别容易滑倒的地方放上防滑垫，在马桶附近安装扶手，方便怀孕时动作变笨拙的准妈妈坐下和站起来。

远离有害的工作岗位

备孕夫妻双方或一方有可能会接触到一些不利于怀孕或胎儿发育的工作，有些危害很大，可能是直接性的，也可能具有潜藏性。如有接触此类工作，应与有害物质隔离一段时间后再受孕。

 化工农药的生产工作

长期吸入化学气味的女性，月经异常率明显高于其他人，增加了受孕的难度。据调查发现，一个地区女性反复流产的人数较多，则周围很可能有化工厂。长期接触化工气体的孕妇，可能致使胎儿在孕育期间流产，而有些疾病还有一定的潜伏期，需要等到宝宝长大一些的时候，才能被发现。因此，处于备孕期间的女性应远离化工厂。接触乙烯氧化物、橡胶化学制品、精炼溶解剂、橡胶制品溶解剂的男性，也都可能增加另一半流产的风险。

农药已被证实是可危害孕妇及胎儿的健康，引起流产、早产、胎儿畸形、智力低下的有毒物质，在备孕阶段的夫妻不应再接触农药。许多杀虫剂也是影响怀孕的物质，比如有机磷酸酯杀虫剂，会影响男性激素的正常分泌。

 容易受到辐射的工作

不少女性的工作环境必须面对大量辐射，比如从事信息技术（IT）行业或是媒体行业等需要频繁、大量接触电子仪器，这会使人接受的辐射量过大，备孕期间就应多加注意，而不应等到怀孕后再减少辐射，否则可能会对胎宝宝产生一定的不良影响。

男性备育过程中也要防辐射，因为精子受辐射的影响同样很大，甚至可能难以使女性受孕，严重的还会造成基因突变，导致胚胎发育不良和流产。而有研究证明，接触过辐射的男性在一定程度上确实与发生胎死宫内的情况存在联系。

高温作业的工作

高温是导致男性不育的风险因素之一，对精子来说，理想的温度比正常的体温还要低2~3℃，当环境温度过高时，就有可能杀死部分精子，并影响精子的形态，有时候也会导致延迟受孕。女性在准备怀孕时也应远离高温作业环境，因为一旦怀孕，高温环境容易使孕妇体内产热增加或散热不良而导致高热，影响自身和胎儿的健康。

 经常接触重金属的工作

工作中需要经常接触重金属，比如铅、汞等，都有增加妊娠女性流产和死胎的可能性，有些重金属还可导致胎儿畸形，引起婴儿智力低下，增加婴儿先天痴呆率等。对于孕妈妈而言，如果体内重金属超标，就会通过胎盘进入胎儿的身体中，影响胎儿骨骼发育和大脑发育，胎儿日后会存在身体缺陷。因此，从事这些工作的女性，在孕前准备时应考虑更换岗位。

 传染病类的医务工作

在医院中，临床医务人员经常会接触一些传染病患者，孕期女性一旦被感染，病毒会对胎宝宝的健康发育产生很大的影响，可能还会导致各种先天畸形。因此，在计划受孕或早孕阶段，应尽量不要接触此类疾病患者，并加强自我保健，严防病毒危害。

 噪声环境中工作

女性经常处在噪声环境中工作，本身就对人体有一定的危害。孕后则会造成内分泌功能紊乱，还可能引发子宫收缩，导致早产、流产以及对胎宝宝的听觉器官造成损害，严重的还可导致胎宝宝产生某些先天性畸形。因此，备孕期间的女性无论是在工作还是在生活中，都应该尽量避开有噪声污染的环境。

适度调整体重，做好受孕准备

女性在怀孕之前，应检视自己的身体状态，尤其是体重。毕竟，身体太瘦或者太胖都不利于怀孕。孕前调整体重，也是实现优生优育的一项重要举措。

体重过轻不宜孕育

如果备孕女性偏瘦，体重没有达到标准体重，是不利于健康怀孕的。因为卵子能否顺利受精，与它们的活力有很大关系。偏瘦的女性体内的营养不足，会使卵子的活力大大下降，降低怀孕的概率，导致难以受孕。

另外，孕前营养不足还会影响孕早期胚胎的正常生长发育。在怀孕的第 1 ~ 3 个月，正是胎儿心、肝、肾、肠、胃等重要器官的分化时期，他必须从母体获得充足而全面的营养，而这些营养需要母体在孕前就进行储备，如果母体过于瘦弱，势必会影响胎儿的早期发育，使胎儿发生畸形或形成低体重儿的概率大大增加。

对于产后需要哺喂母乳的新妈妈来说，孕前营养不足还会影响乳房发育，造成产后泌乳不足，影响乳汁质量等。

因此，女性在怀孕之前一定要把身体调整到最佳状态，之后再怀孕，如果体重过轻，一定要采取科学的增肥措施，给宝宝的健康成长打下良好的基础，切忌减肥等。

体重过重不宜孕育

体重过重、身体偏胖的女性同样不宜孕育。因为她们容易患高胰岛素血症，它可以刺激卵巢分泌过多的雄激素，影响排卵，导致不孕。另外，体重超标的女性即使怀孕了，罹患孕期综合征的概率也会比普通人高很多，如妊娠高血压、妊娠糖尿病等，这不仅不利于自身的健康孕育和胚胎的健康成长，也会给日后的生产带来不同程度的风险。

因此，偏胖的女性从计划怀孕时起，就应多进行运动，并关注自身的饮食状况，将自己的体重控制在合理的范围内，以促进健康孕育。

体重调整
方案

那么，备孕女性具体该如何判断自己的体重是否达标呢？我们可以通过 BMI（体重指数）作为参考进行判断。一般以 BMI=22 为基准，如果算出的 BMI 结果为 18.5～24，则为标准体重。否则，需要适度减重或增重。

太胖的女性可以这么减肥

- 健康饮食。早饭吃饱，中午吃七分饱，晚饭尽量少吃。饮食做好粗细搭配，拒绝油炸食物、烧烤、高能量的食物等。千万不能节食减肥，以免影响身体各部分器官的正常运作，影响生殖功能。

- 坚持运动。每日坚持 30 分钟以上的运动，时间不要太短，以免达不到效果；也不要太长，避免过度劳累。

- 拒绝减肥药。切忌使用减肥药盲目减肥，以免药物对身体造成伤害，影响怀孕。

太瘦的女性可以这么增肥

- 不挑食。一日三餐要吃饱、吃好，对于过瘦的女性，还可以选择适当加餐。

- 不偏食。饮食粗细搭配，各种食物都要食用，从各种渠道增加营养。

- 调整进食顺序。先吃饭后喝汤，多用浓汤取代清汤、白开水。

- 调节睡眠和心情。保持充足的睡眠，保持心情愉悦、减少压力、放松心情，营养吸收也会变好。

- 适度运动。为了增加进食量，可以选择慢跑、游泳、走路等运动，使体重健康地增长。

规律作息，顺利怀孕

　　孕前有各种各样的准备，其中很重要的一项就是要调整作息时间，使之符合健康自然的生活规律，并辅以适量锻炼，让健康状况达到良好的状态。

　　首先，对于男性来说，熬夜最大的危害就是影响生精。人类的生物钟支配着人的内分泌，而生精主要在夜间进行，如果男性得不到充沛的休息就会出现生物钟紊乱。长期如此，就会造成精液产生困难。

　　对女性来说，卵子质量会在30岁以后直线下降，卵巢储备功能也会降低。正常情况下，人体中的多种性激素都是在熟睡的状态下分泌的，时间一般在晚上10点至凌晨6点。若女性经常熬夜，会扰乱激素的分泌，出现月经不调，从而影响排卵、阻碍怀孕。

　　其次，当身体处于极度疲劳或患病的情况下，由于营养和免疫功能不良，会使精子和卵子的质量受到影响，同时也干扰了子宫的内环境，不利于受精卵着床和生长，导致胎萎不长、流产或影响胎儿脑神经发育，因此，不宜疲劳受孕。孕前应该调整作息，保证充分的休息。

　　再次，一旦怀孕，胎儿会通过母体来区分白昼和黑夜，这样孕妇本身正常的作息就十分重要了，妈妈早睡早起的胎儿出生后，会比其他的宝宝更加活泼健康。因此，从计划怀孕开始，准妈妈就要培养自己良好的作息习惯了。

　　总之，在备孕期间，规律的睡眠非常重要，人体正常的生物钟运行就应该是日出而作、日落而息，早睡早起，最晚不能超过晚上11点入睡。规律的睡眠，可以让你更加容易受孕，如果之前有过熬夜或很晚才睡的情况，那么，从现在开始就要养成早睡早起的好习惯了，拒绝晚睡，坚决不熬夜，让自己的身体素质调整到容易健康受孕的状态。

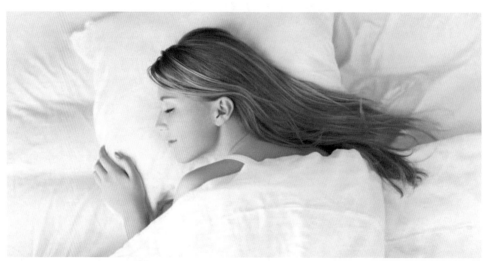

测量并记录基础体温

　　我们都知道，在排卵期性交更易受孕。在排卵期的自我检测中比较准确的方法就是测量基础体温。但这种方法有滞后性，并且需要至少3个月的观察过程。所谓基础体温，是指清晨醒来，身体保持安静、心情也处于平静状态时的体温。

基础体温与排卵的关系

　　正常育龄女性的基础体温会随着月经周期而发生变化，这种体温变化与排卵有关。正常情况下，女性在排卵前的基础体温较低，排卵后上升0.3～0.5℃，并维持12～16天，在月经来潮1～2天后体温降至排卵前的水平。下一个月经周期的基础体温又会重复上述变化。

　　把每天测量到的基础体温记录在体温记录单上，并连成曲线，就可以看出月经前半期体温较低，月经后半期体温上升。基础体温从低到高，表示已进入排卵期。由于卵子排出后可存活1～2天；精子在女性生殖道里可存活2～3天。因此，在排卵前2～3天和排卵后1～2天，也就是基础体温上升的前后2～3天性交最易受孕。

正确地测量基础体温

　　一个完整的基础体温测试时段是从月经来潮的第一天开始，一直测量到下一个月经周期。测量基础体温的方法虽然简单，但要求严格，还需要长期坚持，一般至少需要连续测量3个月经周期才能较准确地知道自己的排卵日期。

● 准备一支体温计和一张记录基础体温的记录单。

● 从月经期开始，于每天清晨起床前，在不说话和不做任何动作的情况下测量体温，然后把测量到的体温度数记录在体温记录单上。

● 为了提高测量基础体温的正确性，应在每晚临睡前把体温计上的水银柱甩到35℃以下，并把它放在床头柜上，方便第二天早上使用。

掌握受孕诀窍

在备孕的过程中，掌握一定的受孕技巧，能起到事半功倍的效果。下面介绍几个方面，供备孕夫妻参考。

 易受孕的姿势

最易受孕姿势：男上女下。科学证实，做爱时男上女下的姿势对受孕最为有利。因为采取这种体位时，男方的阴茎最接近宫颈口，射精时精子自然也能很快且较容易进入子宫。为了达到更好的效果，女方可以两条腿伸直，靠向肩部，还可以用枕头把臀部抬高，使子宫颈最大限度地接近阴茎。

较易受孕姿势：后入位式和并排侧卧式。后入位是指男方从女方后面进入，无论是俯卧还是跪式，都可以使阴茎更靠近子宫颈，有助于受孕，而且特别适合子宫呈后屈式的女性。并排侧卧式可以让人比较放松，从而使性交更和谐；另外，对于较胖或背部有疾的一方来说，性交时也更方便。

性高潮与受孕

有研究表明，性高潮可以增加受孕概率。女性在容易受孕的时期如果达到性高潮，垂体会释放出催产素进入血液，从而刺激子宫出现强有力的、波浪式的肌肉收缩，有利于被射在宫颈口附近的精液进入子宫，进入子宫的精液更多一些，受精的概率也会大大地增加。

另外，性高潮时子宫内出现正压，性高潮之后急剧下降呈负压，精子易向内游入宫腔。同时，由于性兴奋，子宫位置升起，使宫颈口与精液池的距离更近，有利于精液向内游。还有一个原因是，阴道正常 pH（酸碱度）值为 4～5，不利于精子生存活动，而在达到性兴奋时，阴道 pH 值发生改变，随着分泌的"爱液"增多，pH 值升高，便于精子向女性体内"突击"。

值得注意的是，对于生育能力正常的夫妻来说，没有性高潮并不代表不能怀孕，只是如果达到性高潮，会更易受孕。

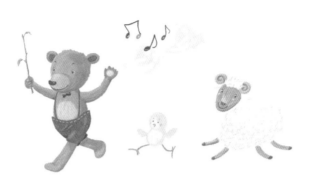

💗 调整性生活的频率

从孕前 3 个月开始，夫妻双方需适当降低性生活的频率，减少性生活的次数，以每周 1 ~ 2 次为宜。因为性生活频率过高，会导致精液量减少和精子密度降低，使精子活动率和生存率下降，不利于受孕。

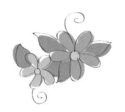

孕前 1 个月，在女性排卵期前后，需适当增加同房次数。男方可以在女方排卵期前 5 ~ 7 天养精蓄锐，因为尽管睾丸每天都能产生数亿精子，但一次射精后 5 ~ 7 天精子才能再度成熟和达到足够的数量。等到排卵日前后的一周内，增加同房次数，在体力允许的情况下，最好能隔日或三日一次。这样，便可以在保持精液质量的前提下提高受孕率。

💗 防止精液外流

性生活后，女方可能会想马上洗澡，但是如果想提高受孕率，建议在床上多休息半个小时，不要站立或行走，这样不仅可以防止精液外流，还可以帮助精子游动，增加怀孕概率。当然，男方可在射精后帮助女方抬高双腿，如果女方觉得累，还可以采取侧卧的姿势，并把膝盖尽量向胃部弯曲，这样也可以防止精液外流。

谨慎使用化妆品

把自己打扮得漂漂亮亮的是每个爱美女性每天都要做的功课，但是如果你准备怀孕，该如何正确处理自己的化妆品呢？

据调查，每天浓妆艳抹的备孕女性，胎儿畸形的发生率是素颜者的1.25倍。这是因为大部分化妆品有害物质超标，其所含的砷、铅、汞等有害物质被女性的皮肤和黏膜吸收后，可透过胎盘屏障进入胎儿体内，影响胎宝宝的正常发育。另外，化妆品中的某些成分经阳光中的紫外线照射后，也会产生有致畸作用的芳香胺类化合物质，导致畸形胎。

因此，为了确保孕期安全，尤其是敏感关键的孕早期，从准备怀孕开始，备孕女性就要尽量少化妆。如果是工作需要或者出席某些特殊场合必须要化妆，建议化淡妆。另外，备孕期护肤可以参考以下建议。

● 最好使用婴儿用的安全皮肤护理产品，不要使用如高科技生化产品、祛痘祛斑的特殊保养品、含激素及磨砂类的产品。

● 选择透气性好、油性小、安全性强、含铅少且品质优良的产品，以免天热时不利于排汗，影响代谢功能。

● 备孕期不文眼线、眉毛，不绣红唇，不拔眉毛，改用修眉刀。

● 尽量不要涂抹口红，如果使用，喝水和进餐前应先抹去。

● 如果嘴唇容易干裂，可选用天然的维生素 E 来滋润嘴唇，还可以通过补充天然植物油（如花生油）来改善。

● 彻底卸妆，每次妆容的清洗一定要干净，预防色素沉着。

● 尝试天然的皮肤软化剂，比如燕麦牛奶浴、芦荟油或者乳液等。

● 如果皮肤干燥容易缺水的话，可以多喝水、使用加湿器等，尽量不用化学用品。

● 尽管泡澡有益于缓解疲劳，但如果泡澡时间过长，反而容易损耗皮肤的天然油脂，因此，泡澡不宜太久。

慎用如下美容产品

名称	危险因素
祛斑霜	很多祛斑霜都含有铅、汞等化合物以及某些激素，长期使用会影响胎儿的发育，甚至产生畸形胎
染发剂	染发剂中大多含有重金属，通过血液循环，不仅会引起皮肤癌、乳腺癌，还可能导致胎儿畸形
脱毛剂	脱毛剂是化学制品，会影响胎宝宝的健康
冷烫精	冷烫精含有一种含硫基的有机酸，是有害的化学物质，不仅会加剧脱发，而且会影响胎儿的正常生长发育，少数女性还会对其产生过敏反应
指甲油	指甲油中含有一种叫"酞酸酯"的物质，这种物质如果被人体吸收，不仅有损健康，而且易引发流产和胎儿畸形
香薰精油	部分精油对胎儿的发育不利，可能引起流产，因此最好少用或不用，如果一定要用，建议咨询相关的专业人士或妇产科医生
口红	口红是由各种油脂、蜡质、颜料和香料组成的，其中油脂通常采用羊毛脂，羊毛脂既能吸附空气中各种对人体有害的重金属微量元素，又能吸附能进入胎儿体内的大肠杆菌等微生物，同时还有一定的渗透作用。涂抹口红会使有害物质吸附在嘴唇上，并在说话和吃东西时随着唾液侵入体内，对自身和胎儿都不利
美白产品	通常来说，美白效果越好的化妆产品所含的汞越高，而长时间使用含汞的化妆品对人体的神经、消化及泌尿系统等都有严重的危害
香水	无论是进口香水还是国产香水，成分都是大致统一的，无非是精油、色素等，被人体吸收后于健康无益，容易影响怀孕女性正常的生理代谢

做好必要的物质准备

　　生儿育女对人生来说是一件大事，需要进行必要的物质准备。"小天使"的到来会给准爸妈的生活增加很大一笔开销，特别是在孩子出生前后，需要花钱的地方很多，在备孕期，要考虑好这个问题。

了解家庭收入的情况

- 在计划开支之前，一定要明确自己的家庭收入情况，给自己一颗"定心丸"。

- 银行是否有存款，节余的钱是否能够支持增加的开支。

- 单位能提供哪些福利。

- 有紧急情况时，是否能够得到父母或其他亲朋好友的支持。

为日后的开支算一笔账

怀孕期间	
产检费用	1000 ~ 2000 元
胎教投入	约 500 元
营养费用	5600 ~ 7000 元
孕期培训费用	约 1000 元

生产阶段	
顺产	约 3000 元
剖宫产	约 8000 元

宝宝第一年的基本开销	
纸尿裤	每片 1.2 ~ 1.5 元，前 3 个月每天消耗 5 ~ 10 片
奶粉	普通奶粉的售价在 50 ~ 60 元 /400 克，高档奶粉的售价在一百至数百元
月嫂的费用	8000 元 / 月
就医	宝宝在第一年内可能会有发热、腹泻，甚至肺炎等常见疾病发生，治疗费也是一笔开支

少蒸桑拿，尤其是备育男性

胎儿的生长发育与父母的身体状况密切相关，备孕夫妻的身体是否健康，体内是否有适合卵子与精子成长的环境等，都关系到胎儿能否顺利地出生和健康地成长。因此，备孕夫妻一定要注重生殖环境的调养，保证性器官的卫生与健康，让孩子真正赢在起跑线上。

当今社会，人们工作节奏快，生活压力大，偶尔到桑拿房去"蒸"一下，不但可以缓解压力、消除疲劳，对健康也很有帮助。不过，桑拿可不是人人都能蒸的，备育男性如果经常蒸桑拿，对精子的损害很大，甚至可能导致男性不育。

对于备育男性来说，精子的数量、质量和活力是优生的保证，精子生于睾丸之中，对温度的要求比较严格，睾丸的温度应低于身体其他部位的温度，精子必须在 34 ～ 35℃ 的恒温条件下才能正常发育，桑拿浴房内的温度为 60 ～ 70℃，大大高出这一标准，过高的温度会杀死精子，或不利于精子生长，使精子活力下降，长此以往，会影响睾丸正常的生殖功能，造成不育。据资料统计，男性不育症中有相当一部分人是由于睾丸温度高于正常温度所致。

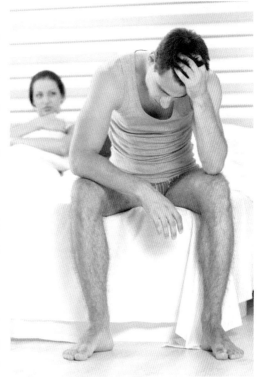

在桑拿浴的发源地芬兰，男子不育症的发生率就相当高，这和当地人爱洗桑拿不无关系。根据芬兰的研究得出结论：桑拿引起的阴囊温度升高会导致精子活动能力的降低，但是这种降低是可逆的。

当然，男性并非绝对不能洗桑拿，偶尔为之也可以。建议未育男性保持每周最多洗一次的频率，毕竟，蒸桑拿对人体还是有一定的保健作用的：蒸桑拿时，人全身裸体置于恒定的高热雾气之中，通过大量的排汗散热，肌肤毛细血管充分扩张，血液循环加快，体内的组织细胞得到更多的氧气和营养。因此，蒸桑拿具有

疏通血脉、松弛神经、驱除疲劳等功效；同时，由于身体反复冷热干蒸冲洗，血管得到不断收缩与扩张，能达到增强血管弹性、预防血管硬化的效果；它还能加速皮肤新陈代谢，增强皮肤的弹性和光洁度；另外，它对关节炎、腰背痛、支气管炎、神经衰弱等病症都有一定的预防和保健功效。

如果准备去蒸桑拿，一定要做好充分的准备，以防不测，包括结伴而行；在蒸桑拿之前和蒸的过程中及时补充水分；一旦感到胸闷或有其他不舒服的感觉，立即离开桑拿房，到空气流通比较好的地方平躺，喝一些凉白开水等。

研究表明，精子成熟需要 3 个月的时间，因此，当想要生宝宝时，要提前 3 个月改掉不良的生活习惯，除了不频繁洗桑拿之外，还应尽量避免导致睾丸温度升高的其他因素，如长时间骑车、用过热的水长时间洗澡等。

一旦怀孕，准妈妈也不能经常蒸桑拿，因为孕妇的抵抗力较差，在桑拿房高温、高湿的环境下，容易出现眩晕、休克，加大流产概率，腹中胎儿的听觉也有可能受到一定的损伤，或者使生出的孩子患有神经管缺陷（例如脊柱裂等）。过了孕早期之后，孕妇可以偶尔的气泡浴、桑拿浴或蒸汽浴，只要不超过 10 分钟，就是合理的、安全的。

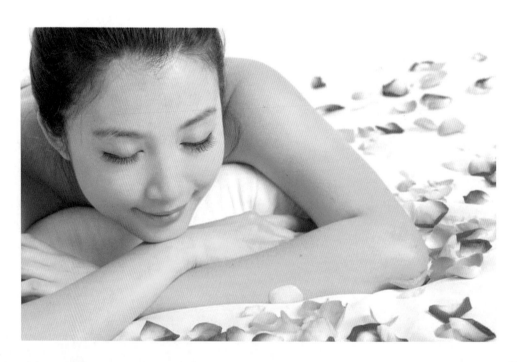

备育男性要穿对内裤

内裤是男性贴身的伴侣，然而却没有几个男性真正明白内裤与自身健康之间的密切联系。据统计，如今在不孕不育门诊的患者中，有近半数属男性生殖系统疾病，人们才开始意识到内裤对男性生殖的重要性。男性健康备育，应从选择安全、舒适的内裤开始。

纯棉内裤要保持干燥

大多数男性都习惯穿纯棉内裤，纯棉内裤虽然吸汗但不容易干，皮肤长时间接触湿衣物，容易出现红肿，并伴有瘙痒感，生成痱子或造成阴囊湿疹等。因此，如果要穿纯棉内裤，保持内裤的干燥相当重要。

内裤颜色越自然越好

在选择内裤时要多方面考虑，从颜色上看，男性内裤最好选择天然色的。深色内裤染料多少有些影响；太白的内裤也有过度漂白之嫌，化学物质和皮肤接触后可能会被吸收。因此天然色的内裤要相对安全得多。

内裤洗涤晾晒需细心

内裤最好手洗，但不要过度用力，也不要添加漂白剂或消毒剂，否则易破坏内裤的材质。如果用洗衣机洗，最好将其放入洗衣袋，并避免和袜子等同洗。晾晒内裤时最好平铺晾晒，使内裤充分与阳光接触，并在一段时间后翻转内裤，让内裤充分被阳光照射，起到杀菌作用。另外，新内裤穿之前最好用开水烫一下，去除可能残留在内裤上的有害物质。

根据需要挑选合适的内裤

如大腿较粗的男性，适合高衩内裤，较少捆绑大腿根部，显得宽松；喜欢剧烈运动者应该选择三角裤。现在还有专门设计的运动型内裤，立体的阴囊托设计能完全托住阴囊，避免阴囊与大腿内侧相互摩擦，而且阴囊还与阴茎隔离放置，通风透气性极佳，是运动型男性的首选。

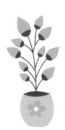

不穿或少穿紧身衣裤

据统计，目前英国有10% ~ 15%的育龄女性罹患子宫内膜异位症，而穿着宽松纱丽服的印度女性患子宫内膜异位症的就较少。

备孕女性最好穿宽松的衣物。另外，也不要经常穿高跟鞋。有研究显示，长时间穿高跟鞋会使身体倾斜，从而减小与地面形成的角度，骨盆也会随之倾斜，造成盆腔位移，还容易引起子宫位前倾，增加不孕发生的概率。因此，建议女性从备孕期开始穿着舒适的平底鞋，也能更好地减少双腿疲劳。

不只是备孕女性，备育男性也应少穿或不穿紧身衣裤，包括内衣、裤。经常穿过紧的内裤或喜欢穿牛仔裤的男性，会使阴囊长期被挤压，睾丸被长期压向腹股沟管，温度得不到调节，容易使生精功能减退，精子数量减少，从而影响精子和受精卵的质量。如果要穿的话，建议一次不要超过两个小时。

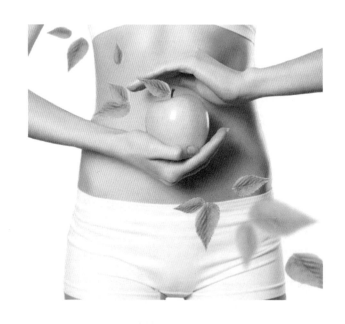

备育男性不要留胡须

在有些人心目中，胡须是男子成熟的象征，给人以老练、成熟的感觉。但是，备育男性是不宜留胡须的。

因为浓密的胡须能吸附及收容许多灰尘和空气中的污染物，而胡须在口鼻的周围，使污染物特别容易进入呼吸道和消化道，对精子的内环境不利。如果与妻子接吻，可将各种微生物经口腔传染给妻子，对她的身体健康造成不利影响。此外，据测定，空气中的污染物很多，除各种病原微生物外，还有诱发胎儿先天性畸形的化学物质。例如酚、苯、甲苯、氨等。在污染指数少于 1 个单位的清洁空气中，上唇留胡须的人吸入空气中的污染指数可上升为 4.2 个单位，下颌留胡须的人为 1.9 个单位，上唇和下颏都留胡须的人为 6.1 个单位。如果在环境污染较严重的地区，留胡须者吸入空气中的污染指数则更惊人。因此，为了胎儿的正常发育及健康，男性应在备育半年前就开始勤刮胡须。

谨慎使用电热毯

电热毯是很多家庭冬天必备的电器，尤其是很多女性，一到冬天就手脚冰凉，使用电热毯既舒适又方便，不过备孕夫妻如果要使用电热毯，就要谨慎了。因为电热毯的使用或可影响人的生育功能。

电热毯一旦通电，会产生不同波长和频率的电磁波。电磁波可扰乱人体生理节奏，干扰胎儿发育，导致细胞的正常分裂发生异常变化，尤以成骨细胞受害最大，还会使胎儿畸形的发生率明显提高。

对于备育男性而言，一切升高阴囊、睾丸和附睾温度的因素，都会影响精子的生成与成熟。因此准备生育、想优生优育的男子，不宜长期使用电热毯。以下是使用电热毯的注意事项。

通电时间不宜过长，可在睡前让电热毯通电加热，上床入睡时关掉电源，千万不能通宵使用。

使用电热毯前后要多喝水，及时补充身体流失的水分。

电热毯不要与人体皮肤直接接触，可在上面铺一层毛毯或床单。

注意生殖器官的保健

性器官是生育的主要器官，健康怀孕首先要保证性器官的卫生与健康。

男性生殖器官的保健

男性生殖器官的保健一直被人们忽视，由于工作压力和观念的落后，很多人都不太重视男性生殖器官的保养工作。其实，男子阴囊、阴茎皮肤皱褶多，汗腺多，汗液、尿液、粪渣、性交后双方分泌物均可污染局部，引起感染。因此，男性，特别是备育男性要重视生殖器官的保养。

不穿过紧的牛仔裤

穿过紧的牛仔裤既不透气，又会对睾丸形成压迫，使生殖器温度升高，导致精子生成障碍，引起不育。因此，男性最好少穿或不穿过紧的牛仔裤，宜与其他衣服轮流穿。

清洗外阴

备育男性要经常清洗自己的阴茎、阴囊，包括包皮处隐藏的污垢，只有这样，才能有效地预防多种生殖器疾病。另外，还需警惕包皮过长。因为包皮过长不仅影响自己的身体，还会影响妻子健康，引起女性阴道、子宫炎症和癌症等。

避免生殖器损伤

男性的睾丸和阴茎很容易受到外来的损伤，如果不及时治疗，将会留下后遗症。因此，男性平时要保护好生殖器，一旦受伤，及时就医。

避免手淫过度

根据国内外资料报道，90% 以上的男子有过手淫，这对身体健康并无损害。但是，频繁手淫容易造成体质虚弱、精神萎靡、失眠，备育男性应当有所节制。

避免高温作业

在生活和工作中，要避免高温环境，因为阴囊在高温状态下，精子的成活率低，严重影响生育。司机、炼钢工人等职业者要特别注意。还要避免放射线，阴囊易受放射线的伤害，影响精子数量和质量，使优生得不到保证。

女性生殖器官的保健

女性生殖器官分内生殖器和外生殖器两部分，备孕期要注重保健。女性内生殖器位于盆腔内，由卵巢、输卵管、子宫和阴道组成；外生殖器由阴阜、大阴唇、小阴唇、阴蒂、前庭、阴道口和处女膜组成。因为内生殖器有着自然的防御屏障，所以一般只需清洗外生殖器，来维护生殖器官的健康。

注意外生殖器的清洁

女性在大便后应用手纸由前向后揩拭干净，并养成用温水清洗肛门的习惯。若不揩净，肛门口留有粪渍，污染了内裤，粪渍内含有的肠道细菌会趁机进入阴道，引发炎症。

例假期间，要用温水勤洗外阴，勤换卫生巾，以免经血成为细菌的"培养基"。

清洗时不要使用碱性大的肥皂或高锰酸钾等化学物质，以免改变阴部正常的微环境，也无需使用妇科洗液。因为大多数妇科洗液含有抗生素，容易改变阴道的微环境，打破阴道微生态的平衡，导致疾病的发生。

备好专用清洗盆和毛巾等清洗用具。清洗用具在使用前要洗净，毛巾使用后要晒干或在通风处晾干，最好在太阳下曝晒，有益于杀菌消毒。

用温水清洗外阴部，必须用肥皂时，应选用刺激性较小的婴儿浴皂，以减少对皮肤的刺激。

护垫虽方便，多用并不好

许多女性都以为，使用护垫可避免阴道和内裤的直接接触，有助于保持阴道环境清洁。这种想法是错误的，因为长期使用护垫，容易使阴道透气不良而致感染。因此，如果没有特殊情况，女性不必经常用护垫。此外，看似方便的内置棉条也容易增加女性患妇科疾病的风险，尤其是长时间不更换棉条更容易导致阴道炎以及其他妇科疾病。

准备怀孕，与宠物说"拜拜"

当今社会，很多家庭都喜欢饲养猫、狗等宠物，殊不知，它们或许会成为人类健康的大敌。

宠物喜欢到处跑、乱翻垃圾，它们的嘴巴、爪子、皮毛等往往会沾满各种细菌、病毒等致病微生物。若人与动物长期接触，很容易传染上疾病，对于已经怀孕的女性来说，更应远离宠物。因为宠物身上的病菌容易通过口腔进入人体，会破坏胎盘的绒毛膜结构，造成母体和胎儿之间的物质交换障碍，使氧气及营养物质供应缺乏，胎儿的代谢产物不能及时经胎盘排泄，3个月后常致流产，6个月后常致胎儿畸形或死胎。此外，慢性缺氧还可导致胎儿宫内发育迟缓等。

从准备怀孕时起，最好与宠物说"拜拜"，以免为孕妇和胎儿的健康埋下隐患。

认识弓形虫

养宠物最明显的危害在于弓形虫感染。弓形虫是一种肉眼看不见的小原虫，体形比细菌大一点点，粗 2 ~ 3 微米，长 5 ~ 6 微米，因为形似月牙而得名。这种原虫寄生进入动物或人体内就会引起弓形虫病。感染弓形虫的孕妇可造成胎儿患上先天性心脏病、脑积水等病症以及小头畸形、脊柱裂等多种胎儿畸形。

弓形虫病是如何传染的

几乎所有的哺乳动物与鸟类都携带有弓形虫，其中以猫最为突出。研究发现，猫与其他猫科动物是弓形虫的终宿主。当人在和小动物嬉闹时，身体被小动物舔到都有可能感染弓形虫，接触动物的粪便也会被传染。因为弓形虫卵囊会随着动物的粪便排出体外，干燥后形成只有通过显微镜才能看到的"气溶胶"随风飘散，可经由呼吸道进入人体，之后通过血液散播到全身，使人感染上弓形虫病。

弓形虫病的症状

　　大部分正常的成年人感染上弓形虫病后不会出现什么症状，或是症状非常轻。只有一小部分人会发病，症状与流行性感冒相似：低热、流鼻涕、淋巴结肿大、头痛、肌肉关节痛以及腹痛，这些症状几天后就会随人体的免疫力增强而自行消失，通常都会自愈。可是，准妈妈由于免疫力较差，感染弓形虫后症状会比较严重。

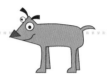

无法舍弃宠物该怎么防病

　　有许多女性怀孕之前就已饲养宠物，与宠物之间有着深厚的感情，不肯轻易舍弃，那就要将伤害降到最低。如果想继续饲养宠物，又想安全、健康地孕育宝宝，就必须注意以下几点。

- 怀孕前要做相关检查，如果宠物和妻子都没有问题，那可以怀孕；如果宠物和妻子有感染迹象，那么一定要在医生指导下先进行治疗，然后再怀孕。
- 备孕期间和怀孕后，要跟宠物保持一定距离，不要与它们频繁地亲密接触，尤其不要让宠物舔准妈妈身体的任何一个部位，也不要让宠物进入卧室，更不要和宠物共寝。
- 丈夫可以承担饲养责任，喂熟食或成品宠物粮，不让它们在外捕食。
- 宠物的粪便以及食盘每天最少清理一遍，妻子不要接触宠物粪便。同时，给宠物准备的饭碗要与家里别的器具隔开。
- 保持居家环境卫生，家人要勤帮宠物做清洁，经常清洁宠物的卧具和垫布，经常给宠物洗澡。
- 妻子要保持好个人卫生，勤洗手。
- 注意宠物是否有生病的迹象，一旦发现苗头，应立即送到宠物医院医治。

久坐不动的习惯该改改了

久坐不动的生活习惯在当今已经被一些医学专家们看做是和吸烟具有同等危害的行为，对于已经具有这种生活习惯的人来说，该怪罪的不是椅子或是沙发，而是渐渐吞噬健康的懒惰心理。

久坐不动的危害

在男性中，办公室一族还有"开会族"是前列腺炎的高发人群，问题就出在"久坐"上。久坐时，人体上半身的重量全压在下半身了，位于会阴部的前列腺深受"重压"之害，容易导致前列腺血液循环不良，代谢产物堆积，使得前列腺腺管阻塞，腺液排泄不畅，造成前列腺慢性充血，进而引发前列腺炎。前列腺炎时前列腺内腺体分泌量可能减少，以致精液量减少，不利于精子的生存和活动，甚至会提高精子死亡率。

不只是男性，久坐不动对于女性来说，同样具有很大的危害。很多办公室一族的女性由于长期久坐，下半身气血循环不良，盆腔血液循环不畅，造成卵巢供血不足而缺氧，影响卵巢的正常生殖功能，造成月经紊乱等；而气滞血瘀也易导致淋巴或血行性的栓塞，使输卵管不通，甚至可能使子宫内膜组织移位至子宫外，形成子宫内膜异位症，影响怀孕。

从现在开始，动起来

很多备孕夫妻都是上班族，避免不了久坐，但是我们可以从日常着手改变久坐不动的坏习惯。要做的第一件事情就是计算一下现在正常一天的活动量是多少，可以使用计步器记录自己一天走过的步数，以此推算活动量。

首先步行 30 分钟，看看走了多少步。步伐的快慢和大小会影响结果。其次，找出日常活动量的基线。起床后把记步器打开，放在口袋里（或者打开手机里的应用），直到晚上睡觉时结束记录。这样就可以从记步器上估量出日常活动量。

如果步行数远远低于目标运动量，只需在生活中进行一些小的改变来帮助实现目标。以下是为了增加行走步数的一些建议。

- 在停车场的远端停车。
- 站起来，走过去取文件夹，而不是滚动椅子滑过去。

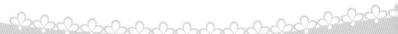

- 走过去跟你的同事面对面沟通问题，而不是给他们发邮件。
- 沿着景致路线去卫生间，而不是最短路径。

从离开家去上班开始，就可以通过这些行为来实现目标运动量。不过，达到目标运动量只是第一步。第二步要做的就是不时地站起来，这样也可以促进下半身的血液循环。

设置定时提醒来站立一下

我们知道，如果每小时站立一两分钟，将有效抵消整天坐着带来的负面影响。从技术角度来说，甚至不需要移动一下，只是站一下的帮助就很大。可是忙着工作的时候，我们就会常常忘记了。下面推荐不离开座位的小运动方法。

- 站起来。
- 原地踏步 20 秒。
- 伸出手，尝试着触摸到脚趾，持续 20 秒。
- 远望一下，重复或变换刚才的运动。

利用娱乐间隙站起来

喜欢久坐看电视的人群，可以趁广告时间活动一下。

为了能在广告时间找到一些有建设性的事情来做，可以去丢垃圾、洗碗、烧水、拖地或者做其他需要完成的事情。

同样的，在玩网游的时候，把每一局的结束当成是需要站立一下的提示。如果在玩单机游戏，在游戏加载间隔时候站立一下。

许多坐下来进行的活动，也需要经过很多的等待间隙，此时可以将间隙利用起来。如果是在看书，可以在每一个或者两个章节后停下来站立一下；如果是在玩拼字游戏，可以在每一局结束后站立一下，而不是继续坐着发呆。

最后重复一遍两个要点：每小时站立一小会儿，每天至少活动 30 分钟。

远离烟酒和咖啡因

众所周知，吸烟、饮酒会危害胎儿的身心健康，长期喝含咖啡因的饮品也会影响其发育。因此，基本上很多准妈妈一旦怀上宝宝就会自动远离这些东西。然而，殊不知烟、酒和咖啡因的影响是长期的，即使在孕期不碰这些，但是如果孕前大量接触，同样会对胎宝宝带来潜在的伤害。想要健康的宝宝，要从备孕期开始远离烟、酒和咖啡因。

饮酒的影响

1 长期饮酒，性生活可能受到影响。大量饮酒会导致女性性功能减退。

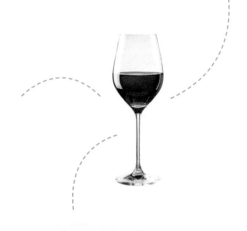

2 女性饮酒过多，可影响女性性腺，导致提前绝经。

3 调查资料显示，孕妇饮酒过多，生下的婴儿心脏畸形的发生率大大增加。

吸烟的危害

- **致月经不调。** 烟草中的尼古丁能降低女性性激素的分泌量，导致月经不调。

- **引起不孕。** 研究表明，吸烟能使女性卵子的受精能力大大降低，并且烟草中的化学物质可以杀死女性卵巢中的一半卵子。据统计，吸烟者患不孕症的可能性比不吸烟的人高 2.7 倍。

- **容易导致流产。** 吸烟的女性孕期出现流产的可能性比不吸烟的女性高 10 倍，而且胎儿体重平均减少 230 克。吸烟母亲的胎儿出生前后的死亡率也偏高，母亲每天吸烟量为一包以下者，胎儿出生前后的死亡率与危险性为 20%；一包烟以上者则为 35%。此外，吸烟母亲的婴儿患先天性心脏病的概率也增加一倍。

饮用含咖啡因的饮品的影响

改变激素比例。咖啡因会在一定程度上改变女性体内雌、孕激素的比例。

间接抑制受精卵在子宫内的着床和发育。

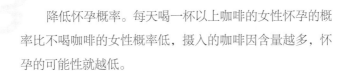

降低怀孕概率。每天喝一杯以上咖啡的女性怀孕的概率比不喝咖啡的女性概率低，摄入的咖啡因含量越多，怀孕的可能性就越低。

年轻的备育男性可能因为应酬等各种理由，总是不能避免吸烟和喝酒。研究发现，在吸烟超过一年的男性的精液中，其精子的畸形率超过 20%，吸烟的时间与精子畸形率呈正比例增长。每天吸烟 30 支以上者，其精子的存活率仅为 40%。而酒精会导致生殖功能降低，使精子中染色体异常。生殖细胞被酒精"灌醉"后，会生产出一些"次品"精子。这些"残疾"的精子一旦与卵子结合，会导致胎儿先天性畸形或智力低下。因此，为了孕育健康的胎宝宝，备育男性也需戒除烟酒。

二、放松心态，迎接好"孕"

有效的心理调节可以使精子与卵子结合成功的概率提高。备孕女性要调整状态，合理地安排生活和工作，以一个最佳的状态创造孕育生命的奇迹。

心理准备要充分

事实证明，未来宝宝的健康与母亲孕前和孕后的精神健康有着密不可分的微妙关系。乐观的心态、健康的心理对未来宝宝的成长大有助益。因此，夫妇双方在决定要孩子之后，要努力调整自己的情绪，以一种积极乐观的心态面对未来，平静等待"天使"的降临。

备孕女性要了解怀孕及妊娠过程出现的某些生理现象，如早期的妊娠反应、中期的胎动、晚期的妊娠水肿等。即便出现这些生理现象，也能够正确对待，泰然处之，避免不必要的紧张和恐慌。怀孕期间，母体为了适应胎儿生长发育的需求，全身各系统都会发生不同程度的生理变化，不能否认，怀孕中的女性容貌上并不是最漂亮的，而且为了胎儿的出生要经历难以忍受的痛苦，由于供给胎儿营养，甚至可能加速衰老。此外，精神与神经系统的正常调节规律易失衡，由此而出现兴奋与抑制间的不协调。在了解了这些之后，女性应更加坚定怀孕的信念，保持良好的心态。

面对怀孕这件事，有心理压力的不仅是妻子，丈夫也会有许多的心理压力。比如担心因为照顾妊娠期的妻子而承担过多的家庭事务，从而影响自己的事业发展；担心妻子因为妊娠与分娩在形体与性格都发生了太大的变化；担心成为母亲后的妻子将情感转移到孩子身上，完全地忽略掉自己……丈夫这时候需要承担起一家之主的重任，调适好自己的心态，为备孕创造良好的心理环境。首先，丈夫要从内心里渴望着妻子的怀孕，渴望着未来宝宝的来临，真诚地期待做父亲的感觉；其次，丈夫要细心关照妻子的心理状态，注意妻子承受的压力与孕期问题。最后，也是最主要的，就是丈夫要真诚地支持与陪伴妻子平安度过孕期与分娩期。

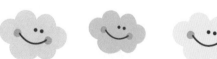

避免精神紧张和压力过大

一般来说只要夫妻双方身体健康，又经过一段时间的悉心备孕，怀上宝宝并不是什么难事。不过，如果备孕压力过大，或者精神紧张、焦虑，就很可能难以怀上宝宝。因此要特别提醒各位女性，备孕时要保持轻松的心态，千万要避免以下错误的备孕心理。

求子心切的焦急心理

孕育一个健康、聪明的孩子，女性要付出很多努力，从备孕、怀孕、分娩直到哺育，在这一系列的过程中，离不开良好的情绪。许多女性朋友备孕时因害怕不能正常受孕、求子心切，使心理压力增大，导致过度焦虑，不仅会影响体内的激素水平，导致身体发生不正常的变化，不利于正常受孕，而且即便受孕也会影响受精卵质量，不利于胎宝宝的生长发育。

长期不孕的紧张心理

因为长时间没怀上宝宝，有些女性朋友便开始怀疑自己得了不孕症，而使心情处于极度紧张状态，殊不知精神过度紧张，会诱发心理障碍，导致内分泌功能紊乱、排卵障碍，越想怀孕，越难以怀孕。当然，有些诊断为不孕症的女性，也会产生心理的困扰。要知道不孕症是女性的常见病，其病因是相当复杂的，其中就有心理方面的原因。在相当一部分患者中，所重视的是器质性病变，轻视的是功能性疾病，忽略的是心理性障碍。

讳疾忌医的心理

有些女性长时间备孕却一直没传来好消息，虽说心里满是疑问却不敢去看医生，理由是不孕不育羞于启齿。讳疾忌医实不可取，一味地讳疾忌医，很容易形成不孕心理障碍症。如果只是心理障碍的话，那么通过调节情绪，得到解决的概率是很大的。逃避就医只会延误病情、让备孕变得更加困难。

妊娠失败的挫折感

可能由于某些特殊原因，之前孕育的宝宝未能正常出生，在这样的心理与身体的双重打击下，很多备孕夫妻还没有恢复过来。虽然想尽快怀上宝宝填补遗憾，但是心里还是担心如果再出现同样的状况怎么办。然后一直沉浸在悲痛、压抑、内疚等不良情绪中，甚至在这样沉重打击下，精神彻底崩溃。

过于关注生男生女

在生男生女的问题上，女性承受的压力往往是较大的，一方面有来自公婆、父母及舆论的压力；另一方面，有的女性自己也受到传统观念的影响，更想要生男孩，于是无形中给了自己很大压力。此时，千万不能听信关于生男生女、没有得到科学证实的传言，更不要轻易去尝试，以免损害自身健康。

因此，除了将身体调整到最佳状态外，备孕夫妻还应该积极调整心态，尽量避免精神紧张和压力过大，为怀孕助力。

调整备孕心态的方法

长时间怀不上宝宝可能是不良心理问题在作祟。放松心情来调适生活中的紧张焦虑情绪，既有助于备孕，也对日后宝宝的成长有利。下面介绍几种能调整备孕心态的方法，希望对怀上宝宝有所帮助。

学会调节呼吸

研究表明，平稳的呼吸可以带动情绪的平复。女性可以快速进行浅呼吸，即先慢慢吸气、屏气，然后呼气，每一阶段持续 8 秒左右。或者平躺在地板上，面朝上，身体自然放松，吸气，最后放松，使腹部恢复原状。正常呼吸数分钟后，再重复这一过程。

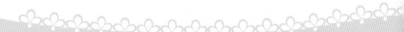

用转移法来宣泄情绪

想一些开心的、美好的事情，用其他理性的方式去宣泄情绪。通过发泄和转移，也可使怒气消除，保持精神愉快，积极乐观的精神状态对维护健康、战胜疾病大有帮助。如买看中的漂亮衣服，写一写日记，做一些自己想做、喜欢的事情等，忘掉那些不开心的事情。

睡前勿思虑太多

大多入睡困难的人或多或少都有 "心事"，即使人躺在床上，情绪仍处于紧张状态，最后入睡困难，影响身体健康。当出现这种情况时，应尽量做到不要在睡前思虑过多，尤其是不要思考那些白天遇到的令人不快的事情。一旦脑海中浮现出那些令自己烦恼、焦虑的画面，就应当马上停止，并努力回想一些轻松、愉快的事情以冲淡烦恼。

学会自我放松

自我放松是一种有效的舒缓压力的方法，备孕女性不妨每天坚持自我放松，放松的方式可根据自己的习惯来选择。比如每天抽出 10 ～ 30 分钟时间，在安静的环境中，采取舒适的姿势坐下或躺下，同时闭上双眼，放慢呼吸的节律，以达到彻底放松的目的。

再如，躺在床上时，可以听一些曲调婉转、节奏舒缓的音乐，并放慢呼吸，或者静下心来倾听一些大自然的声音，如雨声、虫鸣等，以调整身心进入一个容易入睡的状态。这种做法刚开始可能会有些困难，不过只要坚持下去就能对改善睡眠有所帮助。

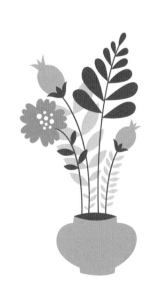

三、私人医生知心话：备孕期需谨慎用药

怀孕期不能乱吃药，这是基本的常识。但在准备怀孕的这段时期，不少年轻的女性却不知道，此时也有用药禁忌。那么，究竟在准备怀孕前多久不能用药？为什么孕前也应慎重用药呢？

备孕女性用药注意事项

新生儿的器官畸形与孕妇滥用药物有密不可分的关系。由于一些药在人体内停留和发生作用的时间比较长，如果女性在孕前3个月内服用了某些药物，可能会对胎儿产生不良影响，严重的可能需要终止妊娠。此外，由于孕早期准妈妈的身体变化不是很明显，也没有早孕反应，因此很容易在不知道怀孕的情况下服用了某些标有"孕妇禁用"的药物，从而导致流产或伤害非常脆弱的胎儿。药物的致畸作用与药物的种类、用药时期的孕龄、药物剂量、用药时间长短、药物的不良反应和物理化学特性及孕妇吸收能力等因素密切相关。因此，女性从备孕期间就要开始注意用药安全。

卵子从卵原细胞到成熟需要14天，在此期间卵子最易受药物的影响，如一些激素类药物、某些抗生素、止吐药、抗癌药、安眠药、治疗精神疾病药物等，都会对生殖细胞产生不同程度的不利影响。因此，长期服药后不要急于怀孕，最好还是去妇产科咨询一下。一般情况下，女性在停服药物的20天后受孕，对胎宝宝的影响较小，比较安全。但由于各种药物的药理作用不同，不能一概而论，备孕期越早注重药物应用越好。计划怀孕的夫妻，最好计划受孕前6个月就咨询医生，按医嘱慎重地服药。如果患有慢性疾病，长期服用某种药物，停药前要

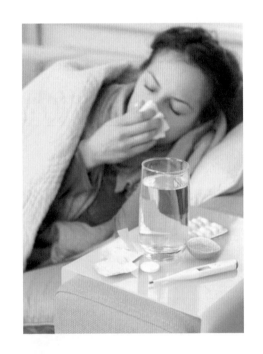

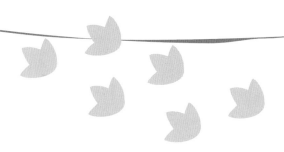

征得医生的同意。

如果在服药期间意外怀孕，应立即将用药情况详细告知医生，医生可以根据用药的种类、用药时胚胎发育的阶段、药物用量的多少以及疗程的长短等来综合分析是否有终止妊娠的必要。

如果经过慎重的考虑认为需要在某一个时间段内怀孕，那么应在怀孕前适当时机停服避孕药品。因为避孕药中含有影响精子和卵子质量的激素，为了保证由高质量的精子和卵子进行结合，必须排除各种影响精子和卵子质量的干扰因素。

另外，还有避孕栓、避孕药膜等化学药物避孕。这种方式对精子和卵子的影响较大，万一出现"意外"，应终止妊娠。在有了明确的怀孕计划后，就应停止使用此类避孕方式，以免残留的化学药物危害精子和卵子健康。

现代生活节奏非常快，年轻人工作繁忙。有些人由于操劳和生活不习惯等原因，常常出现失眠、乏力、头昏、目眩等症状，有的人就采用安眠药调节各种症状，以保证充足的睡眠。但是，安眠药对女性的生理功能和生殖功能均有损害。如地西泮（安定）、氯氮䓬（利眠宁）等，都可作用于间脑，影响脑垂体促性腺素释放素的分泌。服用安眠药可影响下丘脑的功能，引起性激素浓度的改变，表现为月经期间无高峰出现，造成月经紊乱或闭经，并引起功能障碍，从而影响受孕能力，造成暂时性不孕。

备孕期间尽量不要自己服药，如果实在有必要，也应咨询专科医生，并仔细研究药品的说明书，将药物的不良影响降至最低。

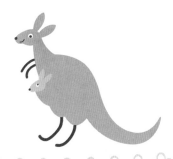

备育男性用药注意事项

不仅仅是备孕女性，对于备育男性来说，也应谨慎用药，因为有的药物会损害精子的健康，对孕育优质宝宝不利。

药物对备育男性的两大影响

干扰精子的形成

常见的一些免疫调节剂，像环磷酰胺、氮芥、长春新碱、顺铂等药物，其不良反应强，可直接扰乱精子DNA（脱氧核糖核酸）的合成，包括使遗传物质成分改变、染色体异常和精子畸形；还有吗啡、氯丙嗪、红霉素、利福平、环丙沙星、酮康唑等药物，能通过干扰雄激素的合成而影响精子受精能力，像男性不育症、女性早期胚胎丢失，其中部分原因就是男性精子受损。

通过血-睾屏障进入睾丸

在正常情况下，睾丸组织与流经睾丸的血液之间有一个防护层，医学称为血-睾屏障。但是很多药物却能通过血-睾屏障，影响精子和卵子健康结合。它们可随睾丸产生的精液通过性生活排入阴道，经阴道黏膜吸收后进入血液循环，使低体重儿和畸形胎的发生率增高，而且也会增加围产期胎儿的死亡率。另外，还有一些药物也能进入精液，如甲硝唑（灭滴灵）、氨苄西林、苯丙胺、二苯基海因等，但现在的研究还不十分清楚它们对精子、受精卵以及胎儿有何影响。

男性生育之前不可滥用药物，不得不使用药物的时候，应该咨询专科医生。即使是补药，也要确定没有不良反应才可服用。